"十三五"国家重点图书出版规划项目

天津市重点出版扶持项目

"癌症知多少"

新媒体健康科普丛书

白 血 病

丛书主编　樊代明　郝希山

主　　编　王建祥　邱录贵

U0339470

天 津 出 版 传 媒 集 团

◆ 天津科技翻译出版有限公司

图书在版编目(CIP)数据

白血病 / 王建祥, 邱录贵主编. — 天津: 天津科
技翻译出版有限公司, 2022.3
("癌症知多少"新媒体健康科普丛书 / 樊代明,
郝希山主编)
ISBN 978-7-5433-4092-3

Ⅰ.①白… Ⅱ.①王… ②邱… Ⅲ.①白血病–诊疗
Ⅳ.①R733.7

中国版本图书馆 CIP 数据核字(2021)第 018294 号

白血病

BAIXUEBING

出　　版:天津科技翻译出版有限公司
出 版 人:刘子媛
地　　址:天津市南开区白堤路 244 号
邮政编码:300192
电　　话:(022)87894896
传　　真:(022)87893237
网　　址:www.tsttpc.com
印　　刷:天津海顺印业包装有限公司分公司
发　　行:全国新华书店
版本记录:710mm×1000mm　16 开本　16 印张　220 千字
　　　　　2022 年 3 月第 1 版　2022 年 3 月第 1 次印刷
　　　　　定价:48.00 元

(如发现印装问题,可与出版社调换)

丛书编委会

丛书主编

樊代明　　郝希山

丛书副主编

詹启敏　　于金明　　张岂凡　　季加孚　　王红阳　　赫　捷

李　强　　郭小毛　　徐瑞华　　朴浩哲　　吴永忠　　王　瑛

执行主编

王　瑛

执行副主编

支修益　　赵　勇　　田艳涛　　秦　茵　　陈小兵

插　画

张梓贤

编　者（按姓氏汉语拼音排序）

艾星浩　　巴　一　　白　冰　　包　旭　　卜　庆　　步召德

蔡清清　　曹　振　　曹伟新　　曹旭晨　　陈　璐　　陈　平

陈　伟　　陈　妍　　陈　艳　　陈　燕　　陈　宇　　陈翀翔

陈昌贤　　陈点点　　陈公琰　　陈金良　　陈警之　　陈凯琳

陈可欣　　陈茂艳　　陈倩倩　　陈田子　　陈婷婷　　陈小兵

陈晓锋　　陈晓燕　　陈永顺　　陈育红　　陈昱丞　　陈冶宇

陈子华　　陈祖锦　　程　熠　　程亚楠　　迟志宏　　丛明华

崔云龙　　崔兆磊　　戴　东　　丁　超　　董　丽　　董阿茹汗

董恒磊	杜 娟	杜 强	杜玉娟	段 峰	段振东
范 彪	范志松	方小洁	房 锋	封 磊	冯 莉
冯 敏	冯梦晗	冯梦宇	付 强	高 婕	高 劲
高 明	高 申	高 炜	高 秀	高 岩	高伟健
弓晓媛	宫本法	关海霞	关莎莎	郭 志	郭婧瑶
郭姗琦	韩 晶	何 朗	何 流	何 毅	何帮顺
何江弘	何亚琳	和 芳	贺 斌	洪 雷	侯秀坤
胡海涛	胡耐博	胡筱蓉	黄 河	黄鼎智	黄慧强
黄金超	黄梅梅	黄敏娜	黄诗雄	黄文倩	黄育北
季 科	季 鑫	季加孚	季耘含	贾 佳	贾晓燕
贾英杰	贾子豫	姜文奇	姜志超	蒋微琴	金 辉
金 希	金 鑫	荆 丽	井艳华	阚艳艳	康文哲
孔 学	孔大陆	孔凡铭	孔雨佳	雷海科	黎军和
李 方	李 洁	李 静	李 力	李 玲	李 凌
李 宁	李 圃	李 倩	李 荣	李 薇	李 艳
李 洋	李 盈	李 勇	李春波	李大鹏	李冬云
李昉璇	李国强	李海鹏	李虹义	李虎子	李慧锴
李慧莉	李家合	李嘉临	李建丽	李利娟	李萌辉
李姝颖	李维坤	李文桦	李文杰	李文涛	李小江
李小梅	李晓东	李勇强	李志领	李志铭	李治中
力 超	梁 峰	梁 菁	梁金晓	梁晓峰	廖书恒
廖正凯	林 宁	林 源	林立森	林贤东	林晓琳
林仲秋	凌小婷	刘 晨	刘 昊	刘 洁	刘 珊
刘 巍	刘 妍	刘 昭	刘兵城	刘博文	刘长富
刘东伯	刘东明	刘冬妍	刘端祺	刘合利	刘红利
刘宏根	刘慧龙	刘家成	刘嘉寅	刘俊田	刘凌翔
刘盼盼	刘荣凤	刘潇濛	刘晓园	刘筱迪	刘彦芳

刘艳霞	刘云鹤	刘云涛	刘志敏	卢仁泉	卢小玲
卢致辉	鲁苗苗	陆舜	陆苏	吕强	罗迪贤
马虎	马帅	马薇	马翻过	马福海	马蔚蔚
孟晓敏	牟睿宇	穆瀚	聂蔓	宁晓红	牛文博
潘杰	齐立强	齐文婷	秦磊	秦健勇	邱红
邱录贵	曲秀娟	瞿慧敏	饶群仙	任越	荣维淇
汝涛	单玉洁	邵欣欣	邵志敏	佘彬	申鹏
沈琦	沈倩	沈文斌	施咏梅	石晶	石燕
石汉平	司同国	思志强	宋晨歌	宋春花	宋天强
宋亦军	苏畅	孙婧	孙鹏	孙颖	孙彬栩
孙凌宇	孙现军	谭先杰	汤东	唐凤	唐丽丽
田艳涛	汪艳	王峰	王杰	王洁	王科
王莉	王龙	王飒	王潇	王欣	王鑫
王迎	王宇	王钊	王勐	王安强	王炳智
王丹鹤	王风华	王建祥	王建正	王晶晶	王景文
王军轶	王丽娟	王楠娅	王书奎	王舒朗	王晰程
王夏妮	王潇潇	王晓群	王园园	隗汶校	魏凯
魏立强	魏丽娟	魏述宁	魏松锋	闻淑娟	郇明歆
吴楠	吴琼	吴尘轩	吴航宇	吴小华	吴晓江
吴延升	吴胤瑛	伍晓汀	武强	夏奕	向阳
肖健	肖莉	肖书萍	谢玲玲	信文	邢金良
邢晓静	熊斌	熊青青	徐泉	徐彦	徐慧婷
徐瑞华	徐晓琴	许红霞	闫东	严颖	颜兵
杨波	杨丹	杨航	杨敏	杨合利	杨隽钧
杨李思瑞	杨佩颖	杨伟伟	杨子鑫	姚剑峰	叶枫
易丹	易峰涛	易树华	尹玉	尹如铁	尤俊
于歌	于海鹏	于仁文	于晓宇	虞永峰	袁航

运新伟	翟晓慧	战淑珺	张　斌	张　帆	张　红
张　寰	张　慧	张　霁	张　娇	张　晶	张　龙
张　蕊	张　倜	张　伟	张　欣	张　雪	张　瑶
张广吉	张国辉	张海波	张宏艳	张建军	张丽丽
张凌云	张梦迪	张青向	张汝鹏	张师前	张炜浩
张潇潇	张小田	张玄烨	张雪娜	张瑶瑶	张一楠
张玉敏	张跃伟	张蕴超	张梓贤	赵　静	赵　峻
赵　坤	赵　群	赵　婷	赵　玮	赵　勇	赵洪猛
赵敬柱	赵林林	赵锡江	赵志丽	郑　莹	郑传胜
郑华川	郑向前	支修益	只璟泰	周　晨	周　晶
周　岚	周　琦	周洪渊	朱津丽	朱晓黎	朱晓琳
朱颖杰	庄则豪	邹冬玲	邹燕梅	邹征云	左　静

《白血病》编委会

主　编

王建祥　　邱录贵

副主编

王　迎　　刘兵城

编　者　(按姓氏汉语拼音排序)

弓晓媛　　宫本法　　胡耐博　　李　艳　　刘兵城　　刘艳霞

刘云涛　　邱录贵　　王　迎　　王建祥　　魏述宁　　姚剑峰

易树华　　张广吉

丛书前言一

匠心精品，科普为民

人类认识癌症的历史源远流长。无论是古希腊时期的希波克拉底，还是中国古代的《黄帝内经》等早期医学文献，都曾系统描述过癌症。20世纪下半叶以来，世界癌症发病人数与死亡人数均呈快速上升趋势，尤其是20世纪70年代以后，癌症发病率以年均3%～5%的速度递增。癌症已成为当前危害人类健康的重大疾病。

我国自改革开放以来，经济、社会、环境及人们的生活方式都发生了变化，目前正快速步入老龄化社会，这导致我国在肿瘤患者人数快速增长的同时，癌谱也发生了较大变化。在我国，发达国家高发的肺癌、乳腺癌、结直肠癌的发病率迅速上升，发展中国家高发的胃癌、肝癌、食管癌等的发病率亦居高不下，形成发达国家与发展中国家癌谱交融的局面，这给我国的肿瘤防治工作带来了较大挑战。

为了推动肿瘤科普精品创作，为公众和广大患者提供一套权威、科学、实用、生动的科普丛书，在中国科学技术协会的大力支持下，中国抗癌协会组织数百位国内肿瘤专家，集体编写了本套丛书。

丛书的作者都是活跃在我国肿瘤科普领域的专家，通过讲座、访谈、文章等多种形式为广大群众特别是肿瘤患者及其家属答疑解惑，消除癌症认知误区，推进癌症的早诊早治。他们的经验积累和全心投入是本套丛书得以出版的基础。

本套丛书满足了两方面的需求：

一是大众的需求。中国抗癌协会通过各地肿瘤医院、肿瘤康复网站、康复会、患友会等组织问卷调研，汇总常见问题，以保证专家回答的问题是读者最关心和最渴望知道答案的问题。

二是医生的需求。在日常工作中，临床医生要用很大一部分时间来回答患者一些重复率非常高的问题。如果能把这些问题汇总，统一进行细致深入的解答，以图书的形式提供给患者及其家属，不仅能为临床医生节省很多时间，同时也能大大提高诊疗的效率。

丛书的出版不是终点，而是一个起点。本套丛书将配合中国抗癌协会每年的世界癌症日、全国肿瘤防治宣传周等品牌活动，以及肺癌、乳腺癌关注月等各类单病种的宣传活动，通过讲座与公益发放相结合的形式，传播防癌抗癌新知识，帮助患者树立战胜癌症的信心，普及科学合理的规范化治疗方法，全面落实癌症三级预防的总体战略。

本套丛书是集体智慧的结晶。衷心感谢中国科学技术协会对丛书的鼎力支持，感谢百忙之中为丛书的编写投入巨大精力的各位专家，感谢为丛书出版做了大量细致工作的出版社编辑，也感谢所有参与丛书筹备组稿工作的中国抗癌协会秘书处的工作人员。

希望本套丛书的出版能为国家癌症防治事业做一份贡献，为大众健康谋一份福祉。

郝希山

中国抗癌协会名誉理事长

中国工程院院士

丛书前言二

肿瘤防治，科普先行

一、肿瘤防治，科普先行

1.健康科普，国家之需求

2016年，习近平总书记在"科技三会"上指出，"科技创新、科学普及是实现创新发展的两翼，要把科学普及放在与科技创新同等重要的位置。"这是中央领导从国家发展战略高度对新的历史时期科普工作和科普产业发展的新部署和新要求。2017年，"健康中国"作为国家基本发展战略被写进十九大报告，报告明确提出"健康中国行动"的主要任务就是实施健康知识普及行动。

2.肿瘤科普，卫生事业之需求

恶性肿瘤的病因预防为一级预防；通过筛查而早期诊断，以提高肿瘤疗效为二级预防。世界卫生组织（WHO）认为，40%以上的癌症可以预防。恶性肿瘤的发生是机体与环境因素长期相互作用的结果，因此，肿瘤预防应贯穿于日常生活中并长期坚持。肿瘤预防在于降低发病率和死亡率，从而减少国家医疗资源的消耗，减轻恶性肿瘤对国民健康的危害和社会、家庭的经济负担。

3.肿瘤科普，公众之需求

大数据表明，在中国，健康与医疗科普相关词条占总搜索量的57%。2017年国人关注度最高的10种疾病中，"肿瘤"的搜索量超过36亿次，跃居十大疾病之首，之后连续数年蝉联关注榜首位。这一方面说明公众对肿瘤科普有巨大需求，同时也反映了公众对癌症的恐慌情绪。一次次名人患癌事件、一段段网络泛滥的癌症谣言,时时处处诱发公众"谈癌色变"的心理。因此,消除癌症误区、建立正确的防癌观念是当前公民健康领域最重要的科普任务,肿瘤医学工作者责无旁贷。

4.肿瘤科普,患者之需求

恶性肿瘤严重威胁人类健康和社会发展。随着肿瘤发病率持续上升、患者生存期延长、个体对自身疾病的关注增加、患者参与诊疗决策的意愿不断增强,肿瘤科普已经成为刚性需求,涉及预防、诊疗、康复、护理、心理、营养等诸多领域。

5.肿瘤科普,大健康产业之需求

随着科普产业的进步和成熟,一批像果壳网、知乎、今日头条等科普资讯平台迅速发展壮大,成为国家发展科普产业的骨干力量。今天的科普产业正在走出科普场馆建设与运营、科普图书出版与发行、科普影视制作与传播、科普展教器具制作与展示等传统形式,迈向经济建设与社会发展更为广阔的前沿领域。科普的产业形态呈多元化发展,科普出版、科普影视、科普动漫与游戏、科普网站、科普旅游、科普会展、科普教育、科普创意设计服务等实体平台百花齐放。随着人口老龄化的加剧,肿瘤科普产业的规模正在不断扩大,这必将催生高水平多元化的科普产品。肿瘤防治,科普先行,利国利民。

二、科普先行,路在脚下

中国抗癌协会作为我国肿瘤学领域最重要的国家一级协会,在成立之日起,就把"科普宣传"和"学术交流"放在同等重要的位置,30多年来,在肿瘤科普工作中耕耘不辍,秉持公心,通过调动行业资源和专家资源,面向公众和患者广泛开展了内容丰富、形式多样的抗癌科普宣传。通过长期实践,协会独创出"八位一体"的科普组织体系(团队 – 活动 – 基地 – 指南 – 作品 – 培训 – 奖项 – 媒体),为我国肿瘤防治科普事业的模式创新和路径探索做出了重要贡献。

中国抗癌协会自 1995 年创建"全国肿瘤防治宣传周"活动,经过近30 年的洗练,已成为肿瘤领域历史最悠久、规模和影响力最大、社会效益最好的品牌科普活动。养成良好的生活方式、早诊早治、保证有效治疗、提高患者生存质量等防癌抗癌理念逐步深入人心。从 2018 年开始，中国抗癌协会倡议将每年的 4 月 15 日设为"中国抗癌日"，并组织全国性的肿瘤科普宣传活动。

科普精品是科普宣传的最重要武器。中国抗癌协会的几代学者，传承接力，倾心致力于权威科普作品的创作，为公众和患者奉献了数量众多的科普精品。2012 年至今 10 年时间里，中国抗癌协会本着工匠精神，组织数百名专家编写了本套丛书（共 20 个分册），采用问答的形式，集中回答了公众及患者在癌症预防、诊疗中的常见疑问。目前本套丛书已入选"国家出版基金项目""'十三五'国家重点图书出版规划项目""天津市重点出版扶持项目"等多个项目，取得了良好的社会效益。

随着近年来临床新进展不断涌现，新技术、新方法、新药物不断应用于临床，协会牵头组织广大专家，将防癌抗癌领域的最新知识奉献给广大读者朋友，帮助公众消除癌症误区，科学理性地防癌抗癌，提升公众的科学素养，为肿瘤防治事业贡献力量。

书之为用，传道解惑。科普创作有四重境界，即权威、科学、实用、生动。我们只为一个目标：让癌症可防可控。

肿瘤防治，科普先行；科普先行，路在脚下。

中国抗癌协会理事长
中国工程院院士

前　言

　　血液病学是当今医学领域中发展最为迅速的学科之一，白血病是常见的血液系统恶性肿瘤之一。医学的发展日新月异，近年来，无论是基础研究还是临床实践，在血液病学方面都取得了很多里程碑式的重大进展。治疗方面更是出现了跨越式的发展，新药和新的治疗手段不断涌现，首个分子靶向药物伊马替尼（格列卫）的卓越疗效改变了慢性粒细胞白血病（CML）的治疗模式，酪氨酸激酶抑制剂（TKI）取代异基因造血干细胞移植成为 CML 的一线治疗选择。全反式维 A 酸（ATRA）和三氧化二砷（ATO）的使用使得急性早幼粒细胞白血病（APL）成为治愈率最高的急性白血病之一。新兴的嵌合抗原受体 T（CAR–T）细胞免疫疗法也在急性淋巴细胞白血病（ALL）的治疗中大放异彩。但与此同时，诊断技术和治疗方案的迅速发展使得患者及其家属，甚至是年轻医生，对白血病的诊治产生一些困惑。因此，科普教育任重道远。

　　《白血病》一书结合新进展、新概念，对白血病的诊治和护理进行了全面描述。本书由自 2010 年首次评选以来连续 10 年荣膺"中国医院专科声誉和综合排行榜"血液学榜首的中国医学科学院血液病医院（中国医学科学院血液学研究所）的权威专家指导临床经验丰富的诊疗一线医生及护士们撰写。编者本着严肃、严谨的学术精神，结合自身实践，与时俱进、深入浅出地向读者充分解析自己深耕领域的知识和技术，以问答的形式对各类白血病的诊断、治疗、护理进行了全方位的阐述。

　　本书内容精彩实用，简单明了，通俗易懂，相信无论是广大白血病患者及家属，还是医学院校学生，以及有志于从事白血病诊疗专业的年轻临床医生们都能从中获益。

中国抗癌协会血液肿瘤专业委员会第三届主任委员

中国抗癌协会血液肿瘤专业委员会第五届主任委员

2022 年 2 月

目　录

第一章　白血病知识总论

血液小知识 …………………………… 2　　白血病相关症状 …………………………… 24

白血病基本概念及病因学 …………… 5　　中枢神经系统白血病 …………………… 27

白血病诊断学 ………………… 13

第二章　白血病治疗的相关问答

白血病治疗的相关问题 …………… 32　　白血病患者感染防治 …………………… 50

白血病化疗副作用以及支持对症治疗 … 35　　化疗结束后的生活 …………………… 53

白血病化疗注意事项 ……………… 43　　造血干细胞移植相关问题 …………… 56

合并其他疾病的白血病患者的治疗注意　　急性白血病的分子靶向治疗与免疫治疗的

　事项 ……………………… 48　　　相关问题 ……………………………… 70

第三章　急性髓细胞性白血病相关问答

成人急性髓细胞性白血病 ………… 82　　特殊类型急性髓细胞性白血病 ……… 102

老年急性髓细胞性白血病 …………… 99

第四章　急性早幼粒细胞白血病相关问答

急性早幼粒细胞白血病基本概念及病因　　急性早幼粒细胞白血病治疗相关问题 … 111

　学 ………………………… 108

第五章　急性淋巴细胞白血病相关问答

急性淋巴细胞白血病基本概念及病因
学 …………………………………… 126

急性淋巴细胞白血病治疗相关问题 … 134

Ph 阳性急性淋巴细胞白血病 ………… 149

早期前体 T 细胞急性淋巴细胞白血病 … 157

第六章　慢性髓细胞性白血病相关问答

慢性髓细胞性白血病基本概念及病因
学 ……………………………… 160

慢性髓细胞性白血病治疗相关问题 …… 168

第七章　慢性淋巴细胞白血病相关问答

慢性淋巴细胞白血病基本概念及病因
学 ……………………………… 190

慢性淋巴细胞白血病治疗相关问题 …… 199

第八章　骨髓增殖性肿瘤相关问答

总论 …………………………… 208

真性红细胞增多症 ………………… 209

原发性血小板增多症 ……………… 218

骨髓纤维化 …………………………… 225

第一章 ◀❚

白血病知识总论

血液小知识 ✎

▰▰▶ 血液的组成成分是什么？它们有哪些功能？

血液由血浆及悬浮在其中的血细胞（红细胞、白细胞及血小板）组成。红细胞是血液中数量最多的一种血细胞，是运送氧气的主要媒介，其携带氧气给机体

红细胞　　白细胞　　血小板

细胞，也运输一部分二氧化碳。红细胞运输二氧化碳时呈暗紫色，运输氧气时则呈鲜红色。白细胞的主要功能是抵御感染。血小板形状不规则，比红细胞和白细胞小得多，主要功能是止血。

▰▰▶ 如何看懂血常规报告？

血常规主要指标的正常值如下。

（1）血红蛋白（HB 或 HGB）：男性为 120 ~ 160 g / L；女性为 110 ~ 150 g / L。

（2）红细胞（RBC）：男性为 $(4.0 \sim 5.5) \times 10^{12}$/L；女性为 $(3.5 \sim 5.0) \times 10^{12}$/ L。

（3）白细胞（WBC）：男性、女性正常值均为 $(4.0 \sim 10.0) \times 10^9$/ L。白细胞除了看数量，还需要检查其分类。正常情况下白细胞分类以中性粒细胞为主，占 60% 左右；成熟淋巴细胞占 20%~40%；成熟单核细胞低于 10%。

（4）血小板（PLT）：男性、女性正常值均为 $(100 \sim 300) \times 10^9$/ L。

如果血红蛋白、红细胞、白细胞或血小板明显低于或高于正常值范围，需至血液科就诊，以除外血液系统疾病。

▶ 什么是骨髓？

骨髓是人体内的造血组织，位于身体的许多骨骼内。骨髓分为红骨髓和黄骨髓。能产生血细胞的骨髓略呈红色，称为红骨髓。红骨髓能产生造血干细胞，这些干细胞可分化成各种血细胞，如红细胞、白细胞、血小板等。血小板有止血作用。白细胞能杀灭与抑制各种病原体，包括细菌、病毒等。某些淋巴细胞能制造抗体，抵御病毒和细菌对人体的侵害。因此，骨髓不但是造血器官，它还是重要的免疫器官。成年人的一些长骨骨髓腔中含有很多脂肪细胞，略呈黄色，不能产生造血细胞，称为黄骨髓。人出生时，全身骨髓腔内充满红骨髓，随着年龄的增长，长骨骨髓中脂肪细胞逐渐增多，部分红骨髓被黄骨髓所取代，最后只有扁平骨、松质骨中有红骨髓，维持机体的造血功能。

▶ 如何看懂骨髓细胞形态报告？

骨髓细胞形态报告大致分为以下几部分：

（1）标本质量描述。包括取材情况（如取材良好）、骨髓小粒以及油滴多少（常以＋表示）。

（2）骨髓增生情况。在取材、制片和染色良好的情况下，正常骨髓的增生程度大多描述为"骨髓增生活跃"；如果贫血时骨髓代偿增生能力良好，则会表现为增生明显活跃；如果造血功能降低则骨髓增生减低或极度减低；而发生白血病时，骨髓增生常明显活跃或极度活跃。

（3）粒系增生情况及形态描述。主要是有无原始细胞异常增多及形态异常等。

（4）红系增生情况及形态描述。有核红细胞比例、形态描述以及成熟红细胞形态描述。

（5）淋巴细胞比例、形态描述。包括成熟淋巴细胞比例形态，有无异常颗粒增多；单核细胞比例、形态描述等。

（6）巨核细胞总数。计数25个巨核细胞,计算其中成熟有血小板形成巨核细胞、成熟无血小板形成巨核细胞、裸核巨核细胞的相应数量、血小板数量、形态描述。

（7）外周血涂片相应细胞成分(白细胞总数、粒细胞、红细胞、淋巴细胞、单核细胞、血小板)数量、形态描述分析。

最后,对骨髓形态做出结论。有些类型的血液病,如急性白血病,大多数情况下依靠骨髓形态就可做出诊断。而大多数血液疾病依靠骨髓形态仅能做出符合性诊断,明确诊断尚需流式细胞仪免疫分型、细胞化学、电镜、骨髓病理、细胞遗传学及分子生物学等检查结果协助。

▶ 什么是造血干细胞？

造血干细胞是身体内各种血细胞共同的"种子",是所有造血细胞和免疫细胞的起源。它可以发育成成熟的红细胞、白细胞、血小板等多种血细胞。同时造血干细胞也有自我复制、自我更新的能力,可维持人体正常的造血和免疫功能。造血干细胞有两个重要特征:一是高度的自我更新或自我复制能力;二是其可分化成所有类型的血细胞。造血干细胞采用不对称的分裂方式,由一个细胞分裂为两个细胞,其中一个细胞仍然保持干细胞的一切生物特性,从而保持身体内干细胞数量相对稳定,这就是干细胞的自我更新;而另一个细胞则进一步增殖分化为各类血细胞,释放到外周血中,执行各自任务,直至衰老死亡,这一过程周而复始地进行。骨髓、外周血和脐带血中都有不同数量的造血干细胞。

▶ 什么是白血病干细胞？

白血病通常被认为是干细胞自我更新失控的疾病。白血病干细胞与正常造血干细胞类似,也具有自我更新的特性,是白血病患者耐药和复发的根源。目前可以通过白血病干细胞特异性抗体将其与正常造血干细胞区分开来。耐药性也是白血病干细胞的特征之一,因而白血病干细胞的存在是导致化疗失败、复发的主要原因。白血病干细胞有独特的自我保护机制，靶向杀灭白血病干细胞是彻底治愈白血病的重要途径。

白血病基本概念及病因学 ✏

▮▶ 什么是白血病？

白血病是造血干细胞的克隆性恶性疾病，是造血系统的恶性肿瘤。其特征为白血病细胞在骨髓及其他造血组织中呈恶性、无限制地增生，浸润全身各组织和脏器，导致正常造血细胞受抑制，产生各种症状，临床表现以发热、出血、贫血及肝大、脾大、淋巴结肿大等为特点。

▮▶ 白血病给人类带来哪些危害？

白血病细胞在骨髓内过度增生、大量增殖并抢夺造血原料，使正常造血功能受到抑制，造成正常的造血细胞数量显著减少，由此导致人体出现贫血、出血、感染等症状。白血病细胞会侵袭人体的各个脏器而对人体造成损害，侵袭脑和脑膜时会出现头痛、头晕、嗜睡、意识障碍、肢体瘫痪等；侵袭肝、脾、淋巴结时会出现肝大、脾大、淋巴结肿大；侵袭肺脏时会出现低氧血症、呼吸困难；侵袭骨骼时会出现骨痛；侵袭睾丸或卵巢时，可出现性功能异常。此外，白血病的诊断及治疗花费较高，给家庭及社会带来沉重的经济负担。

▮▶ 白血病的潜伏期一般有多长？

疾病潜伏期是指接触病原体（可以是微生物或者化学制剂、辐射等）后，有明显的症状和体征表现前所经过的时间。恶性肿瘤一般是没有潜伏期的，白血病作为血液系统恶性肿瘤，同样是没有潜伏期的，只是根据病程、发病急缓及进展情况分为急性白血病和慢性白血病。

▸▸ 白血病的发病机制有哪些?

研究白血病的发生、发展过程及其转归,即白血病的发病机制,不仅可为白血病的早期发现和早期阻断其发生、发展提供依据,还可为寻求白血病新的治疗对策提供依据,并最终使白血病根治成为可能。近几年,对白血病发病机制的研究有了长足的进展,取得了一些共识:①白血病干细胞是白血病的起始和维持细胞;②细胞和分子遗传学异常是白血病的致病基础;③白血病的发生是多个基因突变、多种机制参与的;④不同病因引起的白血病,其发病机制不尽相同。

▸▸ 哪些因素可以诱发白血病的发生?

目前,白血病的确切病因还不清楚,大量研究表明,病毒感染、电离辐射、化学毒物或药物感染、吸烟、遗传等因素与白血病的发生有关。①病毒因素。核糖核酸(RNA)肿瘤病毒对鼠、猫、鸡和牛等动物的致白血病作用已经得到证实,这类病毒所致的白血病多属于T细胞型。是否有某种病毒可导致急性髓细胞性白血病发病率增高,还没有相关的数据资料支持;②放射因素。有证据证实,各种电离辐射可以增加白血病的发病率。全部或部分躯体受到中等剂量或大剂量辐射后都可诱发白血病。然而,小剂量的辐射能否引起白血病,还尚未确定。日本广岛、长崎原子弹爆炸后,受严重辐射地区白血病的发病率是未受辐射地区的 17 ~ 30 倍。爆炸后 3 年,白血病的发病率逐年增高;5 ~ 7 年时达到高峰;直至 21 年后其发病率才恢复到接近于整个日本的水平;③化学因素。一些化学物质有致白血病的作用,如接触苯及

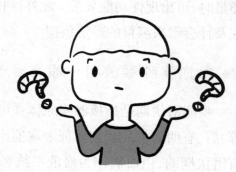

哪些因素诱发白血病呢?

其衍生物的人群,其白血病发生率高于一般人群。亚硝胺类物质、保泰松及其衍生物、氯霉素等也易诱发白血病。某些抗肿瘤的细胞毒性药物,如氮芥、环磷酰胺、丙卡巴肼等,都有致白血病的作用;④遗传因素。遗传因素对白血病致病有重要影响,有染色体畸变人群的白血病发病率高于正常人。但白血病并非遗传性疾病。

▮▶ 哪些人易患白血病?

易患白血病的人群包括:从事放射相关行业的工作人员;长期接触苯(油漆、汽油等)的工作人员,包括职业性接触苯者和非职业性接触苯者;应用保泰松、氯霉素、美法仑等药物者;家族中曾有白血病患者,尤其是双胞胎,若其中一个患有白血病,则另一个发生白血病的概率也会较高;接受放化疗的肿瘤患者。以上人群较其他人群易患白血病,但并不是说以上人群都将发展成白血病,很多白血病患者并没有找到明确的致病因素。

▮▶ 为什么现在白血病患者剧增? 怎样预防白血病?

白血病患者数量增多可能的原因包括:①随着我国综合国力的不断提高,人民群众的生活水平和生活质量显著提高,预期寿命明显延长,我国已经进入老龄化社会。而白血病的发病率随年龄增长有增加的趋势,所以发病率较之前升高;②改革开放 40 多年来,医护人员对白血病的诊断水平明显提高,广大人民群众对白血病的认知度也得到了显著提升。以前,人们患白血病后可能没有及时发现和诊断,而现在患白血病后往往可以及时发现和诊断。

预防白血病的措施有:①避免接触过多的 X 射线及其他有害的放射线;从事放射工作的人员更应做好个人防护;妊娠期女性及婴幼儿注意避免接触放射线;②预防感染,尤其是病毒感染,及时消除机体潜在的慢性感染性病灶很重要;③慎用某些药物,如氯霉素、保泰松、某些抗肿瘤药物及免疫抑制剂等;④避免接触某些致癌物质,做好职业防护及检测工作;注意避免接触有害、有毒物质;⑤对白血病高危人群做好定期复查工作。

▶ 白血病会遗传吗？遗传因素与白血病发病有关吗？

遗传病指决定某种疾病的异常基因或染色体通过遗传方式在家族中传播。早在 100 多年前,科学家已提出遗传因素可能在人类白血病的发病中起一定作用。随后的一些研究发现,同卵双胞胎中一方在 6 岁内发生白血病,则另一方发生白血病的可能性达 25%。白血病患者一级亲属的白血病发病率是普通人群的 3 倍。一些先天性或遗传性疾病(如唐氏综合征和范可尼贫血等)的患者及家属易患急性髓细胞性白血病。以上的发现说明,遗传因素在白血病的发病中确有一定作用。但白血病并不是遗传病,也就是说父母患有白血病,其子女并不一定患有白血病,只是白血病患者子女的白血病发病率要高于其他家族,这就是医学上常说的遗传倾向。

▶ 白血病患者存在家族聚集性吗？

白血病在某些家族中具有聚集性,家族成员中可能携带特定突变基因,具有白血病易感性,也就是一家人中有多位成员同时或先后患白血病。家族成员的白血病细胞类型多数一致,尤其是慢性淋巴细胞白血病的病例。

▶ 有先天性白血病吗？

先天性白血病是指从出生至出生后 4～6 周发生的白血病。患儿可表现为发热、嗜睡、食欲缺乏、体重不增、呼吸急促等。约 50% 的患儿有各种各样的皮肤浸润

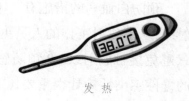

发 热

表现,如存在皮肤结节,或皮肤呈青灰色或紫红色。患儿可有肝大、脾大。外周血白细胞大都明显升高。病因尚不清楚,本病起病急,进展快。由于新生儿对化疗耐受性差,多采用单一药物治疗或仅行支持治疗,国外报道缓解率约为50%,长期存活率约为10%,我国尚无系统的数据报道。

▕▶ 染色体畸变的人白血病发病率高吗?

有些遗传性疾病可能具有染色体畸变或断裂,常伴有较高的白血病发病率。如唐氏综合征,其21号染色体为三体型,易发生急性白血病。另外,范可尼贫血、面部红斑侏儒综合征、运动失调性毛细血管扩张症等也有较高的白血病发病率。

▕▶ 年龄与白血病发生有关系吗?

虽然各种类型的白血病在不同年龄组均可发生,但发病率随年龄增长有增加趋势。总的发病年龄高峰为50~69岁,但白血病的发病类型在不同的年龄组有一定区别。①急性淋巴细胞白血病的发病高峰为0~9岁,之后于30岁前随年龄增长而发病率下降;②急性髓细胞性白血病以成人居多,40岁以上人群是发病高峰;③慢性髓细胞性白血病多见于成年人和老年人,儿童发病率仅为3%;④慢性淋巴细胞白血病是一种老年性疾病,30岁以下的患者罕见,30岁以后的发病率呈指数级上升,老年人群发病率很高。

▕▶ 经常接触放射线会得白血病吗?

人一次大量或多次少量地接触放射线均有致白血病的可能。从事放射技术的科学工作者的白血病发病率是正常人群的5~10倍。著名的核物理学家居里夫人和她的女儿都死于白血病。不过需要强调的是,我们到医院行影像学检查时,单次接触的放射剂量非常小,不会引发白血病。但仍需注意,尽量不要在较短时间内反复多次进行这些检查。

▶ 放射线会导致宝宝患白血病吗？

放射线是诱发白血病的因素之一。妊娠期间照射过量X线可以增加儿童患白血病的发病率；患有其他肿瘤需要放射治疗的患儿，如胸腺肥大的放射治疗等，也会增加儿童患白血病的发病率。但是，儿童到医院行影像学检查时，接触的放射剂量非常小，不会引发白血病。

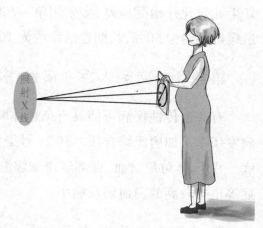

妊娠期间照射X线会增加小儿患白血病的发病率

▶ 化学物质是引发白血病的因素吗？

化学物质是引发白血病的因素之一。化学因素涉及日常生活的方方面面，包括既往药物应用史、生活习惯、职业和环境因素等。苯和某些药物（如烷化剂、乙双吗啉、氯霉素和保泰松等）与白血病的发生密切相关。

▶ 杀虫剂会导致白血病吗？

杀虫剂是引发白血病的因素之一。多项研究表明，杀虫剂与白血病的发生相关。父亲有暴露史的，儿童易患性增加；儿童直接暴露于杀虫剂时患病风险更大。家庭内使用杀虫剂的种类越多、频率越高，患白血病的风险也越大。美国的一项研究表明，父母或儿童暴露于杀虫剂，急性髓细胞性白血病的患病风险增加。

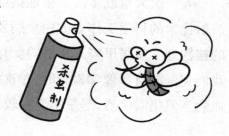

▎▶ 甲醛中毒会导致白血病吗？

2004 年,美国职业安全与卫生研究所调查了 11 039 名曾在甲醛超标环境中工作 3 个月以上的工人,发现有 15 名死于白血病。美国国立癌症研究所调查了 25 019 名曾在甲醛超标环境中工作的工人, 发现有 69 名死于白血病。该死亡比例略高于普通人群,相对危险度随着甲醛浓度的升高而增加,所以推测甲醛可能与白血病发生有关。

▎▶ 苯可以导致白血病吗？

苯与白血病的关系早已引起人们的注意。从事制鞋业的工人(长期慢性接触苯), 其白血病的发病率为正常人群的 5 倍。国内 20 世纪 80 年代的资料显示, 与苯长期慢性接触的工作人员发生白血病的相对危险增加 5 ~ 7 倍。与苯有关的白血病平均潜伏期为 11 年, 以急性髓细胞性白血病多见。

▎▶ 染发容易导致白血病吗？

染发剂中含有化学物质,尤其是对苯二胺(PPD),其是重要的着色剂,它对人体的造血系统有毒性,是国际上公认的致癌物。世界各国为了降低 PPD 对人体的危害, 对染发剂中 PPD 的含量都做了严格限制, 但是个别不法商人在制造染发剂时并未严格执行该标准, 即使是符合标准的染发剂,也不要频繁使用,否则,可能诱发白血病

▎▶ 新房装修易导致白血病吗？

白血病的发生与多种有害因素有关。新房装修时会使用许多装饰材料,如纤维板、大理石和一些基本建筑材料,这些材料如果达到了国家的环保标准,对人体健康不会造成不良影响。但如果装饰材料达不到国家环保标准,若其中的苯、甲醛、放射性物质超过国家标准几倍甚至

十几倍,就会使白血病的患病风险增加。

▌▶ 环境污染是白血病的首要病因吗?

白血病的发生与多种因素有关,包括病毒感染、电离辐射、化学毒物接触或药物使用、吸烟等不良嗜好、遗传因素等。其中电离辐射、化学毒物接触都属于环境因素。环境污染对白血病的发病有重要影响,但还没有证据表明环境污染是导致白血病的首要因素。

▌▶ 病毒感染能够诱发白血病吗?

白血病的发生与病原微生物的关系一直是人们关注的重点之一。研究证明,反转录病毒与白血病的发生有关,如 EB 病毒感染与 Burkitt 淋巴瘤或白血病发生有关。另外,20 世纪 70 年代及 80 年代先后在日本西南部、西印度群岛及加勒比海地区发现成人 T 细胞白血病流行,并从患者的淋巴细胞中分离出 T 细胞白血病病毒。我国福建沿海地区也曾发现该类型白血病的小范围流行区。然而,至今绝大多数人类白血病并未发现和病毒的确切关系。

▌▶ 引起白血病的细菌和病毒有哪些?

目前尚未有研究发现细菌感染可以引起白血病,但是发生白血病的患者,由于其免疫功能低下,常常会合并细菌感染。病毒感染与白血病的关系较密切,如 EB 病毒感染与 Burkitt 淋巴瘤或白血病有关。成人 T 细胞白血病病毒与成人 T 细胞白血病有关。

▌▶ 白血病传染吗? 输血会感染白血病吗?

白血病不是传染病。目前没有由于与白血病患者接触而染上白血病的病例。某些病毒感染,如成人 T 细胞白血病病毒可诱发成人 T 细胞白血病的发生,发病机制是这类病毒本身所含的反转录 DNA 引起患者基因突变所致,也就是说,虽然患者感染了这类病毒后引起发病,但主要还是这类患者的内在因素所致。另外,家族内有几位成员患有同一类型白血病,也并非由于接触传染,而是由于家族成员中共有的某些遗传缺陷。若是白血病会传染的话,那治疗白血病的医护人员势必首当其冲,但在实际工作中,并未见医护人员密切接触白血病患者而被传染白血病的。输血在极少数情况下可引起某些传染性疾病,如乙型肝炎、丙型肝炎、艾滋病等,但至今国内外尚无因输血而导致白血病的病例。

白血病诊断学

▮▶ 白血病分为哪些类型?

白血病根据起病急缓、自然病程等分为急性白血病和慢性白血病两大类。慢性白血病中临床较为常见、发病相对较高的有慢性淋巴细胞白血病和慢性髓细胞性白血病,其他较为少见的还有慢性嗜酸性粒细胞白血病、慢性中性粒细胞白血病等。急性白血病根据肿瘤细胞来源分为急性髓细胞性白血病和急性淋巴细胞白血病,每种类型根据不同的形态特征和细胞遗传学特征又分为诸多亚型。此外,还存在一些特殊类型白血病。

▮▶ 什么叫混合性白血病?

混合性白血病是指白血病细胞表面同时表达两系或多系细胞表型的一组急性白血病,既往又称为杂合细胞白血病,如 T/ 髓混合性白血病、B/ 髓混合性白血病等,在临床表现上与其他类型急性白血病并无显著差异。骨髓或血细胞形态上难以判断混合性白血病,通过细胞组织化学染色、电镜超微结构检查能够识别部分混合性白血病,但最终诊断须依靠流式细胞仪检测细胞表面抗原标记。

▶ 什么叫白血病前期？

白血病前期是指在白血病诊断之前,有相当一段时间难以确定血液学异常的性质,是在白血病发生后做出的回顾性诊断。由于进展为急性白血病的发病率较高,骨髓增生异常综合征(MDS)的患者在过去被称为白血病前期。随着对 MDS 疾病认识的深入、诊断技术的提高以及白血病诊断标准的更新,目前已不提倡"白血病前期"的诊断。既往所谓白血病前期的临床特点类似于目前骨髓增生异常综合征,尤其是伴有原始细胞增多的患者。患者临床多有不同程度的贫血,且虽经多种治疗仍难以改善;部分患者还可同时表现有发热或出血等异常;血常规化验可见全血细胞减少或任一、二系细胞减少,并可见巨大红细胞、巨大血小板、有核红细胞等病态造血现象;骨髓中三系血细胞或任两系血细胞表现有病态造血,其中原始细胞比例可增高,但尚未达到白血病标准。

▶ 类白血病反应与白血病如何区分？

类白血病反应是某种因素刺激机体的造血组织而引起的白细胞增多和(或)不成熟粒细胞比例增高,与白血病现象相似。本病多继发于某些细菌和病毒的严重感染,在儿童及青少年中较多见,男女发病率无差别。其外周血象通常表现为白细胞计数明显增高,血红蛋白及血小板通常计数正常,外周血涂片多以成熟细胞为主,幼稚细胞亦可见;其治疗和预后取决于引起该反应的基本疾病,如果原发疾病治愈,则类白血病反应也会消失。

白血病是血液系统恶性肿瘤,是白血病细胞在体内大量克隆增生,逐渐取代正常造血,并侵袭其他器官及系统,使患者出现贫血、出血、感染和浸润征象,最终导致死亡的一种恶性疾病。其外周血象通常表现为白细胞计数明显增高,伴有血红蛋白及血小板明显降低,外周血涂片分类可见异常幼稚细胞明显增多。对于这两种疾病的鉴别,血象检查是诊断的关键,骨髓检查的主要意义在于明确是否存在白血病。

▶ 白血病与败血症是一回事吗?

白血病是血液系统恶性肿瘤;败血症是指致病菌或条件致病菌侵入血液循环,并在血液中生长繁殖,产生和播散毒素而发生的急性全身性感染。二者是两种不同疾病,但白血病患者免疫低下容易发生败血症。

▶ 如何判断白血病复发?

白血病患者化疗结束后需定期复查血常规及进行骨髓检查,如发现血常规动态提示白细胞明显增高、血小板持续下降,排除感染等继发因素后,需警惕是否出现白血病复发。患者需要做骨髓穿刺,根据骨髓形态学及白血病残留病监测评价病情变化。简易判断白血病形态学复发指标为:外周血涂片发现幼稚细胞;骨髓穿刺形态学检查提示原始幼稚细胞 >5%。随着目前残留白血病监测技术的提高,部分患者在形态学复发前能够发现更早期的细胞遗传学 / 分子学复发。例如,伴有特定染色体异常或融合基因的白血病患者, 如果复查期间异常染色体核型再次出现、特定融合基因表达由阴性转为阳性,则提示细胞遗传学 / 分子学复发,如无及时干预往往导致形态学的复发,临床直观表现为血常规检查异常以及相应的临床表现。对于不具有标志染色体或基因突变的患者,采用流式细胞术进行微量残留白血病细胞检查,发现白血病细胞比例的升高亦提示白血病的早期复发,应当及时进行干预。

▶ 为什么怀疑白血病要做血常规检查?

白血病患者大部分存在血常规异常,如白细胞增高或降低、血红蛋白降低、血小板增高或降低等,血常规是各级医院最基础、最常见的化验,创伤痛苦小,花费少,结果回报迅速,因此临床上遇到发热、乏力、头晕、出血等症状时应考虑白血病可能,及时做血常规检查进行初筛,根据血常规结果考虑是否行进一步的骨髓穿刺以明确诊断。

▐▶ 血常规检查时为什么要进行白细胞分类?

一般情况下,白血病患者血常规结果通常表现为白细胞升高(部分患者可出现正常或降低)、血红蛋白降低、血小板降低。此类结果并非特异性,其他类型血液系统疾病如骨髓增生异常综合征、再生障碍性贫血等血常规表现可与此类似,需进行鉴别。大部分急性白血病患者外周血涂片可发现异常原始细胞及幼稚细胞,此种结果特异性较高,可排除大部分其他类型血液系统疾病,因此做血常规检查时需进行白细胞分类。

▐▶ 为什么怀疑白血病时要做骨髓穿刺?

大部分白血病患者行外周血检查时可看到幼稚细胞,但仍有部分患者的外周血中并未发现幼稚细胞,因为白血病是骨髓来源疾病,因此怀疑白血病时必须进行骨髓穿刺检查。不同类型白血病治疗方案和疗效存在差异,利用骨髓标本进行相关检验以明确疾病诊断、分类分型等,利于指导日后诊疗。

▐▶ 白血病治疗期间为什么需要反复进行骨髓穿刺检查?

骨髓细胞形态学检查是诊断白血病的金标准,亦是评价白血病治疗效果的最直观、最可信方式,白血病治疗期间需要反复进行骨髓穿刺检查。急性髓细胞性白血病患者诱导化疗阶段需进行 3 次骨髓穿刺检查,分别为:①进行化疗前。需根据骨髓结果明确诊断白血病类型,为化疗方案选择提供依据;②化疗最后 1 天或化疗结束后第 1 天。主要为明确骨髓增生程度及原始幼稚细胞比例,评价化疗药物效果,并根据骨髓特点决定是否追加化疗药物剂量,以提高缓解率;③化疗结束后第 7 天。根据骨髓增生程度及原始幼稚细胞比例预估化疗效果，以决定是否进行双诱导化疗，提高患者缓解率。对于急性淋巴细胞白血病，第一疗程诱导化疗阶段做两次骨髓穿刺，分别为：①化疗前。需根据骨髓结果明确诊断白血病类型，为化疗方案选择提供依据；②化疗第 14 天或第 15 天。根据骨髓幼稚淋巴细胞比例，评价两周化疗效果，决定化疗第 3 周是否追加化疗药物剂量。如患者诱导化疗达完全缓解，可转入巩固化疗阶段，每次巩固化疗前均需复查骨髓穿刺及残留病检测，评价上一疗程化疗效果，明确是否持续缓解，并根据骨髓情况制订下一疗程化疗方案。

▶ 白血病患者在什么情况下不宜做骨髓穿刺和腰椎穿刺？

白血病患者骨髓穿刺的禁忌证很少，除了部分白血病患者重度凝血功能异常需暂缓外，其他均可进行骨髓穿刺。做骨髓穿刺时应避开局部炎症或畸形的穿刺部位。

当白血病患者存在可疑脑出血、颅高压、脑疝、颅内占位病变时不宜做腰椎穿刺；休克等危重患者及穿刺部位有炎症的患者暂不做腰椎穿刺，可待症状缓解后再做腰椎穿刺 + 鞘内注射化疗。通常情况下，诱导化疗未缓解患者及化疗后骨髓抑制期血小板偏低有出血倾向的患者暂不做腰椎穿刺。

▶ 白血病患者在什么情况下要进行胸骨髓穿刺？

白血病患者需进行骨髓穿刺检查以明确诊断，部分患者因骨髓纤维化、骨髓肿瘤负荷过高，骨髓出现干抽（骨髓穿刺针固定后无法抽出骨髓液）或因患者体型肥胖，骨髓穿刺针无法经髂后触及骨面，需做胸骨髓穿刺检查，以明确诊断。此外，对于高度怀疑白血病的患者，髂骨骨髓穿刺肿瘤细胞比值未达标或对骨髓穿刺结果有疑虑，需进行其他部位重新穿刺，多选择胸骨髓穿刺。

▮▶ 骨髓活检的意义是什么？

骨髓活检可协助诊断并评价骨髓纤维化程度。少数患者白血病细胞分布不均，在骨髓穿刺检查中，可出现骨髓液取材不佳，骨髓内肿瘤细胞比值无法体现出真实疾病情况，骨髓活检可与骨髓形态学及流式细胞学相互印证，协助综合诊断。

▮▶ 为什么要进行病理免疫组织化学染色？

急性白血病需通过骨髓形态学及流式细胞学综合诊断并明确白血病分类分型。当骨髓穿刺取材不佳或发现部分少见类型白血病时，需通过骨髓活检及病理免疫组织化学染色明确白血病的诊断及分型。

▮▶ 疑诊白血病时为什么要做流式细胞仪分析？

在诊断时，根据白血病细胞免疫学标志，不仅可将急性淋巴细胞白血病与急性非淋巴细胞白血病区别，而且还可将 T 细胞和 B 细胞急性淋巴细胞白血病加以区别。单克隆抗体还可将急性淋巴细胞白血病分为若干亚型。混合表型急性白血病诊断必须依赖流式细胞仪分析。

▮▶ 疑诊白血病时为什么要做组织细胞化学染色？

急性白血病通常分为急性淋巴细胞白血病、急性髓细胞性白血病两大类，每大类又可细分为不同类型的白血病，如急性早幼粒细胞白血病、急性单核细胞白血病等，不同大类白血病的治疗方案各不相同，且近年来国际提倡个体化治疗理念，根据不同的个人情况制订治疗方案，这就需要明确患者的白血病类型。组织细胞化学染色方法根据不同类型细胞在不同染色方法下表现不同，可帮助区分肿瘤细胞种类，结合流式细胞学检查，能更准确地诊断白血病类型，为化疗方案选择提供依据。

初诊急性白血病患者需要进行药物敏感试验吗？

初诊急性白血病患者均需进行联合化疗降低肿瘤负荷，以期达到完全缓解状态，为下阶段的巩固化疗或干细胞移植做好准备。在初诊白血病患者中，少数患者存在肿瘤原发耐药情况，该类患者对化疗不敏感，或达到完全缓解后出现早期复发，需更换敏感药物或进行早期移植。药物敏感试验可以明确肿瘤细胞对各种化疗药物的敏感情况，为医务工作者制订个体化治疗方案提供依据。但初诊时大部分患者对化疗敏感，不建议进行药物敏感试验。

疑诊白血病时为什么要做染色体检查？

部分白血病会出现染色体的克隆性改变，例如慢性髓细胞性白血病、急性早幼粒细胞白血病等。染色体核型在白血病预后分层中占据越来越重要的地位。疑诊白血病患者进行染色体检查不仅有助于明确诊断，同时可以作为预后评估的指标，为个体化治疗方案提供依据。

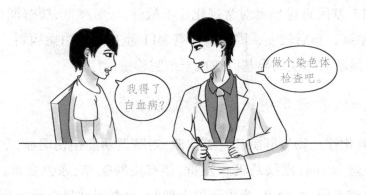

疑诊白血病时为什么要做分子生物学筛查？

在急性白血病中，部分类型白血病伴有特殊融合基因表达，如急性髓细胞性白血病 M2b 通常有 AML1-ETO 融合基因表达，急性髓细胞性白血病 M3 有 PML-RARa 融合基因表达，初诊时进行分子生物学筛查，可帮助明确白血病诊断。此外,多数白血病患者存在基因突变,与白血病的预后明显相关,如混合谱系白血病(MLL)基因重排、FLT3-ITD 突变等常提示化疗效果较差,缓解率低且复发率高,如果存在 NPM1、CEBPA 等基因突变通常预后较好,据此进行疾病的危险度分层,为后续治疗方案选择提供依据。白血病中特殊的分子生物学异常还可作为疗效评价、疾病监测的重要手段,如慢性髓细胞性白血病中 BCR/ABL 融合基因,急性白血病中 AML1-ETO、PML-RARa、CBFb/MYH11 等融合基因。另外,某些特殊类型的分子生物学变化可以作为靶向治疗的靶点,如酪氨酸激酶抑制剂用于治疗 BCR/ABL 融合基因阳性的慢性髓细胞性白血病、ph 阳性急性淋巴细胞白血病等。所以在怀疑白血病时必须进行分子生物学检测。

▐▶ MLL 基因是什么?有什么意义?

白血病 MLL 基因位于染色体 11q23 上。MLL 基因重排已经成为白血病的标志之一,它与白血病分型、临床治疗及预后相关。经大量研究发现,MLL 基因重排患者对常规化疗不敏感,缓解率低,缓解期短,缓解后复发率高,预后较差,因此将伴有 MLL 重排急性白血病划分至高危组,建议缓解后尽快用异基因造血干细胞移植治疗。

▐▶ 为什么要经常进行肝、肾功能化验?

多数化疗药物经肝脏和肾脏代谢,对脏器功能损伤明显,常表现为恶心、呕吐、厌油、皮肤及巩膜发黄,伴有皮肤瘙痒、尿色发黄、夜尿增多、少尿或无尿、水肿等,严重者可出现肝、肾衰竭并最终导致死亡。因此,化疗期间常规每周复查肝、肾功能,监测转氨酶、胆红素、肌酐、尿素氮等相关指标变化,以指导支持对症治疗。另外,部分药物对糖代谢、脂代谢亦有一定影响,定期监测可及时采取有效治疗。

▉▶ 输注血液制品前后为什么要进行艾滋病、梅毒、肝炎相关标志物等化验?

输血是临床治疗、急救的一项主要措施。然而,因输血而引起疾病(如乙型肝炎、丙型肝炎、艾滋病、梅毒等)传播的病例时有报道,多会引起医疗纠纷。这些经血液途经传播感染的疾病,它们的感染途径有很多种,是输血和医源性感染所致,还是患者接受治疗或入院前就已感染,这就需要获得患者受血前或术前的情况。为了防止发生医疗纠纷,同时也为了避免和预防患者院内感染和医护人员的职业感染,世界医疗组织统一要求对患者手术前、输血前、产前进行艾滋病、梅毒、肝炎相关标志物的化验。

▉▶ 白血病患者为什么要检查眼底?

白血病患者需请眼科医生用检眼镜进行眼底检查,明确是否存在眼底出血、渗出、浸润及视盘水肿,这也是治疗过程中相关脏器功能评估的一个方面,可以了解疾病的严重程度,从而及时予以个体化的治疗,提高治疗成功率。

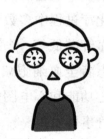

眼底出血、渗出、浸润及视盘水肿

▉▶ 为什么治疗前要进行血型检查?

急性白血病患者肿瘤细胞大量克隆增生,压制正常血细胞生长,常造成贫血及血小板减少。此外,应用细胞毒性药物化疗后,患者骨髓抑制,表现在外周血即白细胞、红细胞及血小板持续降低,需输成分血支持治疗,因此需进行血型检查,为治疗中血液制品输注做好准备。

▉▶ 为什么初诊白血病时要进行尿常规化验?

白细胞计数很高的初诊患者在进行化疗时,患者可因大量白细胞被破坏、分解,而表现为血尿酸增高,有时会引起尿路被尿酸结石梗阻,所以要特别注意尿量,并检查尿沉渣和测定尿酸浓度,以指导临床的碱化和水化治疗。部分初诊患者(如急性早幼粒细胞白血病患者)因凝血功能异常及血小板降低,可能出现血尿症状,可监测尿常规以发现是否存在潜血,以及镜检红细胞以评价出血程度,从而可及时对症治疗,降低治疗风险。此外,部分类型白血病化疗中应用糖皮质激素可致患者血糖升高,尤其是老年患者及肥胖患者,应监测尿糖及酮体变化,预防发生糖尿病高渗以及酮症酸中毒。

▍▍▶ 心电图检查的意义是什么?

在急性白血病治疗中,需应用多种细胞毒性药物联合化疗,输液量较多不仅会加重心脏负担,药物本身亦会对心脏功能损伤明显。此外,化疗过程中多数患者伴有不同程度胃肠道反应,会造成电解质紊乱,如血钾减低等,严重者可致心脏骤停,导致死亡;同时化疗后骨髓抑制期患者全血细胞减少,可出现严重贫血,加重心肌缺血损伤,因此需进行心功能和心电图监测,如出现心脏损伤表现需尽早处理,防止严重心血管事件发生。

▍▍▶ 疑诊白血病时为什么要做多部位超声检查?

白血病为血液系统恶性肿瘤,由骨髓起病,可伴有肝大、脾大等脏器表现。少部分白血病患者初诊时可出现髓外浸润,表现为白血病细胞在骨髓外组织浸润增生,该类患者一般疗效较差,根据浸润部位不同,部分患者化疗后髓外浸润组织可消退;但若存在如睾丸等浸润情况,化疗效果不佳,需进行局部放射治疗。此外,在急性白血病治疗中,需应用多种细胞毒性药物联合化疗。药物本身对各脏器功能损伤明显,因此在疑诊白血病时,需做多部位超声检查,明确有无髓外浸润及各脏器情况,根据个人情况制订个体化治疗。

▮▶ 骨髓穿刺检查结果"完全缓解"是什么意思？

急性白血病患者诱导化疗后需行骨髓穿刺检查以评价疗效，骨髓检查结果分为未缓解、部分缓解及完全缓解 3 种。因单纯化疗无法完全根除白血病肿瘤细胞，化疗的目的是尽可能降低肿瘤细胞比例，达到长期无病生存。因此，国际上通过统计学分析将白血病症状及体征消失、血常规恢复正常、外周血涂片未见原始幼稚细胞、骨髓涂片中白血病肿瘤细胞比例 <5% 定义为完全缓解，英文缩写为 CR。完全缓解提示治疗反应良好。

▮▶ 什么叫白血病髓外复发？

白血病髓外复发是指当白血病患者骨髓检查尚处于完全缓解的状态时，骨髓以外的其他组织或脏器发现有白血病细胞浸润的证据。髓外复发常见于中枢神经系统、生殖系统（如男性睾丸、女性卵巢）或皮肤浸润（如绿色瘤）等。髓外复发可单独存在，但髓外复发常常是白血病全面复发的先驱症状。

▮▶ 化疗过程中血常规会出现哪些变化？

在白血病化疗过程中，血常规会随着化疗进行而逐渐出现全血细胞减少，即白细胞、红细胞、血小板持续减低。一般于化疗结束后第 5～7 天下降幅度增快，下降最低点一般位于化疗结束后第 10～14 天，此后白细胞、红细胞、血小板开始缓慢回升，三者先后顺序一般为白细胞首先逐渐升高，其次为血小板，最后为红细胞。在化疗结束后骨髓抑制期内，需根据血常规结果输注成分血液制品，血常规结果会根据输注血液制品品种不同出现波动，如输注悬浮红细胞及单采血小板后，血常规检查会出现红细胞及血小板一过性升高。

▮▶ 化疗期间白细胞、血小板下降的速度和幅度能否预示白血病病情?

通常情况下,化疗期间患者血象大多呈现白细胞、红细胞、血小板持续下降表现,化疗结束 10 ~ 14 天开始缓慢恢复,血象下降的速度及幅度与白血病化疗疗效无明显相关性。在急性白血病化疗中,方案多种多样,不同化疗方案对血象影响不同,大多数化疗方案会造成明显骨髓抑制,表现于外周血象即为白细胞、血小板大幅快速下降,持续减低,但部分化疗方案对骨髓抑制较轻或无明显骨髓抑制,因此化疗后血象表现为白细胞、血小板稍有下降即恢复正常或无下降表现。单纯外周血表现并不能预示化疗后骨髓是否缓解,评价化疗后骨髓是否缓解的标准是骨髓细胞形态学及微小残留病的检测。

▮▶ 白血病治疗过程中血型会发生变化吗?

白血病在诱导及巩固化疗过程中,不会发生血型改变,但若进行异基因造血干细胞移植,供者与患者血型不合,可在移植后发生患者血型逐步改变成与供者血型相同的现象。

白血病相关症状 ✎

▮▶ 白血病患者为什么会有贫血的症状?

贫血是白血病常见的症状之一,表现为面色苍白、头晕、乏力、耳鸣、心悸等。发生贫血的主要原因是骨髓中红细胞系统的增殖被白血病细胞增殖所抑制,使骨髓中红细胞的生成减少。幼稚红细胞对红细胞生成素的反应减弱,

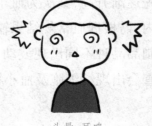

头晕 耳鸣

也可影响红细胞生成。也有部分患者合并溶血,使红细胞寿命缩短,而骨髓又不能相应代偿,也可发生贫血。

▐▶ 白血病常见的皮肤症状有哪些?

白血病常见的皮肤症状之一是出血,表现为皮肤出血点、紫癜或瘀斑,出血点常出现于四肢,尤其是下肢,躯干部位也可出现。皮肤轻度磕碰后即出现皮下瘀血、瘀斑。某些类型白血病(如急性单核细胞白血病)会出现皮肤浸润,常表现为各种类型的皮疹、皮下结节、丘疹、肿块、溃疡、皮炎等,进行局部皮肤活检即可明确诊断。

▐▶ 白血病患者为什么容易出血?

在急性白血病的整个病程中,几乎所有患者都会有不同程度的出血。出血部位以皮肤、黏膜最常见,严重者可有各种内脏出血。出血的原因主要有:①血小板数量和质量的异常。绝大多数患者就诊时就有血小板减少。血小板数量低于 $30 \times 10^9 / L$ 时,常有出血症状。血小板功能异常,也常出现出血;②凝血功能障碍。某些类型白血病,如急性早幼粒细胞白血病,常常合并凝血机制异常,表现为多部位严重出血;③凝血因子缺乏。肝脏受白血病细胞浸润致肝脏功能受损,合成凝血因子减少,导致凝血功能异常。

▐▶ 白血病患者常见的出血部位有哪些?

出血部位以皮肤、黏膜最常见。如皮肤出血点、瘀斑、鼻出血、牙龈渗血、口腔舌面血泡等。严重者可有各种内脏出血,如消化道、呼吸道和泌尿道出血,表现为呕血、便血、黑便、咯血、血尿等。颅内出血常较凶险,容易致命。视网膜出血会致视力减退甚至失明。

▣▶ 白血病患者出血的预防措施有哪些?

(1)不要吃带刺、带壳的食物,也不要食用较硬的食物。

(2)刷牙时要用软毛牙刷,动作要轻柔,尽量减少对牙龈的损伤。当血小板较低时,应依照临床出血情况,遵医嘱暂用漱口水漱口代替刷牙。

(3)不要挖鼻孔和用力揉鼻子,伤风感冒时不要用力擤鼻涕,以免对鼻黏膜造成损害;天气干燥时可使用液状石蜡或清洁食用油进行鼻黏膜的润滑保护。

(4)平时动作轻缓,避免剧烈活动及情绪激动。

(5)平时多食用维生素含量高的水果及蔬菜,降低血管脆性。

▣▶ 白血病为何常会引起发热?

白血病是血液系统恶性疾病,恶性细胞异常增生,导致患者正常造血功能及免疫功能受抑制,容易遭受周围细菌、病毒、真菌等微生物的攻击。患者常表现为发热、咽痛、牙龈肿痛、咳嗽等不适,故白血病很多是因发热、感染就诊而发现的。若体温超过 38℃ 且持续发热,应考虑合并感染的可能,需进行全面的检查以便及早给予正确处理。白血病本身引起的体温增高,俗称"肿瘤热",可能是恶性细胞的过度增殖和破坏引起吸收热所致。白血病化疗会造成骨髓抑制、黏膜损害等,使患者易于感染产生发热。

▣▶ 白血病常见的感染部位有哪些?

(1)**皮肤感染**:白血病初期或化疗后骨髓抑制期,机体免疫力低下,皮肤破损部位容易出现继发感染。

(2)**牙龈感染**:牙龈某些定植菌群在机体免疫力低下时容易滋生,诱发牙龈感染。

（3）鼻部感染：如鼻部软组织感染、鼻窦炎等。

（4）肺部感染：肺部感染是白血病患者最易合并的感染之一，常出现真菌感染，治疗难度大，是常见的死亡原因之一。

（5）肛周感染：也是白血病患者常见的感染部位之一，尤其是既往合并痔疮的患者，在骨髓抑制期容易出现肛周感染。

此外，咽部等上呼吸道、胃肠道也是常见的感染部位。

▶ 白血病患者的骨疼、关节疼或胸骨压痛是如何引起的？

白血病细胞大量增殖，使骨髓腔内张力增高而发生骨骼疼痛。白血病细胞也可浸润骨皮质和骨膜，引起骨质破坏而引起疼痛。白血病细胞还可浸润关节，使关节出现肿胀、疼痛或活动障碍。胸骨压痛是白血病常见的体征。

中枢神经系统白血病

▶ 什么是中枢神经系统白血病？

中枢神经系统白血病是白血病细胞髓外浸润至蛛网膜或蛛网膜邻近神经组织而产生的临床症状和体征，为白血病的一种常见并发症，对预后有重要影响。发病机制为白血病细胞通过直接播散或血行转移途径进入中枢神经系统，缓慢增殖，最终导致中枢神经系统白血病。中枢神经系统白血病以急性淋巴细胞白血病最为常见，儿童患者尤甚。

▶ 中枢神经系统白血病的表现有哪些？

中枢神经系统白血病的临床表现可分为：①颅内高压表现，如头痛、呕吐、视盘水肿等；②侵犯脑神经可引起相应的症状，如视物模糊、复视、斜视、面部感觉异常、面肌麻痹、伸舌偏斜等；③诱发颅内出血，表现为烦躁、神志不清、抽搐、偏瘫等；④部分患者可无任何临床症状，常在腰椎穿刺脑脊液检查时发现。

▶▶ 哪些患者更容易发生中枢神经系统白血病？

中枢神经系统白血病可以发生于急性白血病的各个阶段，既可以发生在初诊时，也可发生于疾病缓解阶段。急性淋巴细胞白血病患者较急性髓细胞性白血病患者更易发生中枢神经系统白血病；儿童急性淋巴细胞白血病患者发生中枢神经系统白血病的概率比成人急性淋巴细胞白血病患者要高；T细胞型急性淋巴细胞白血病以及 Burkitt 淋巴瘤/白血病患者更易发生中枢神经系统白血病。

▶▶ 如何预防中枢神经系统白血病？

预防中枢神经系统白血病主要包括 3 个方面：

（1）放疗。包括全颅放疗、全脊髓放疗和在全颅及全脊髓放疗的基础上同时对肝、脾、肾、性腺、胸腺进行放疗。

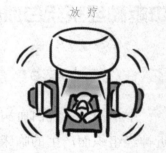
放疗

（2）鞘内注射。在蛛网膜表面达到较高的药物浓度，对蛛网膜表面的白血病细胞杀伤作用最大，而白血病细胞主要累及蛛网膜表层，因此鞘内注射用药对预防中枢神经系统白血病有重要价值。甲氨蝶呤及阿糖胞苷是目前最常用而且效果较好的鞘内注射用药。

（3）大剂量化疗，如大剂量阿糖胞苷、大剂量甲氨蝶呤等。

▶▶ 中枢神经系统白血病的治疗方案有哪些？

中枢神经系统白血病的治疗方案与预防治疗相类似，也主要包括放疗、鞘内注射用药和全身用药 3 个方面，但治疗的频率有所不同。在脑脊液细胞学及生化指标达到正常后仍需进行维持治疗。

▮▶ 白血病患者为什么要做腰椎穿刺以及鞘内注射治疗？

腰椎穿刺是中枢神经系统病变常用的诊疗技术，腰椎穿刺测定颅内压及脑脊液检查是诊断中枢神经系统白血病的关键。白血病常累及中枢神经系统，腰椎穿刺不仅可以明确肿瘤细胞是否侵袭中枢神经系统，还可以预防和治疗中枢神经系统白血病、恶性淋巴瘤、多发性骨髓瘤等疾病。由于中枢神经系统白血病发生后的治疗效果远不如预防治疗，且中枢神经系统白血病患者的预后差，所以鞘内注射治疗已经成为急性白血病常规治疗的一部分，且腰椎穿刺须反复进行，直至脑脊液检查结果在正常范围，并在以后予以定期预防性治疗。

▮▶ 做腰椎穿刺时有哪些注意事项？

腰椎穿刺时患者侧卧于病床上，头向胸部弯曲，双手抱膝贴近腹部，尽量使脊柱后弓，以增宽椎间隙，便于进针。在穿刺过程中注意与医生配合，保持正确姿势，如要咳嗽应先通知医生，以便暂停操作，避免损伤组织和移动穿刺位置。如操作过程中感觉局部疼痛明显或下肢酸麻，及时与医生沟通。腰椎穿刺后压迫穿刺处 10 分钟，可预防穿刺处出血。去枕平卧 6 小时，防止过早起床引起低颅压性头痛。若发生低颅压性头痛，需延长平卧时间，多饮盐水可缓解症状，必要时可静脉滴注高浓度葡萄糖。保持敷料干燥，72 小时后弃去。

▮▶ 腰椎穿刺后头痛的原因是什么？

白血病患者腰椎穿刺后需取少量脑脊液进行化验检查，由于硬脊膜和蛛网膜的血供较差，穿刺孔不易愈合，脑脊液漏出可导致颅内压降低和颅内血管扩张而引起血管性头痛。腰椎穿刺后头痛发生率为 3% ~ 30%，反复穿刺

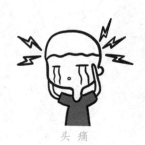

头 痛

29

者的发生率较高,常出现于穿刺后 2~7 天,年轻女性患者较多见,其特点是抬头或坐起时头痛加重,平卧后减轻或消失。约半数患者的症状在 4 天内消失,一般不超过 1 周,但也有病程较长者。

▮▶ 白血病患者为什么要进行颅脑放疗?哪些患者需要进行颅脑放疗?

大量研究资料表明,放疗可以有效地预防中枢神经系统白血病,能使颅内及脊髓内所有的神经组织,包括蛛网膜浅层、深层的全部白血病细胞受到照射,而且不受脑脊液分布和流动的影响。对于高危的急性淋巴细胞白血病患者,无论儿童或成人,均建议进行颅脑放疗。

▮▶ 放疗之后还能进行腰椎穿刺治疗吗?为什么?

放疗期间以及放疗结束半年之内,若无中枢神经系统白血病的症状、体征和检查证据,不建议进行腰椎穿刺及鞘内注射治疗。放疗早期会出现脑水肿并引发相应症状,应用类固醇药物治疗 4~6 周内可缓解。颅脑放疗后 6~12 周,放射线可能会造成脑内微血管通透性改变,以及寡树突胶质细胞受影响会造成短暂性脱髓鞘反应、脑白质病变等。放疗后短期内进行腰椎穿刺及鞘内注射治疗可能会加重上述损伤。

第二章 ◀▮

白血病治疗的
相关问答

白血病治疗的相关问题 ✐

▐▶ 如何判断白血病治疗效果？

白血病的治疗效果评价需要通过血细胞分析、骨髓细胞形态学分析、流式残留病监测、基因（包括融合基因、基因突变等）检查等相关检查综合判断。不同的检查方法有各自的敏感性、特异性，因此需要综合判断。

▐▶ 什么是急性白血病治疗完全缓解？

所谓白血病完全缓解，即白血病的症状和体征消失，外周血中性粒细胞绝对值 $\geq 1.5 \times 10^9$/L，血小板 $\geq 100 \times 10^9$/L，白细胞分类中无白血病细胞，骨髓中原始细胞＋幼稚细胞 $< 5\%$，红细胞及巨核细胞造血恢复正常，无髓外白血病。

▐▶ 什么是诱导治疗？

白血病患者骨髓中存在正常造血细胞和白血病细胞，两类细胞竞争抑制。为恢复正常造血，运用化学药物消灭常规检查方法可以发现的白血病细胞，使之达到缓解，该过程即为诱导治疗。化疗药物在杀灭白血病细胞的同时，亦会同时损伤正常造血细胞。诱导治疗的疗效取决于白血病和正常造血细胞恢复情况。若正常造血细胞恢复占据优势，则诱导治疗可能获得缓解；反之，若白血病细胞恢复占据优势，则诱导治疗失败。

▐▶ 什么是巩固治疗？

在白血病达到完全缓解之后需进行巩固治疗，目的是清除残余的、常规检查方法不能发现的白血病细胞,以减少复发,延长患者的生存期。

▮▶ 什么是维持治疗?

白血病治疗的最后阶段是维持治疗,是指剂量较小、疗程短、不引起明显骨髓抑制的化疗。维持治疗通常维持时间较长,目前需要进行维持治疗的急性白血病包括急性淋巴细胞白血病。对于急性早幼粒细胞白血病,根据不同的初始治疗方案,可以选择行维持治疗或者不行维持治疗。

▮▶ 什么情况需要维持治疗?

不是所有类型的白血病都需维持治疗,急性髓细胞性白血病中除急性早幼粒细胞白血病外一般不需维持治疗, 只需定期监测微量残留病水平,依照残留病水平决定干预措施。但维持治疗在急性淋巴细胞白血病和急性早幼粒细胞白血病中较为重要, 急性淋巴细胞白血病一般需维持治疗 2 ~ 3 年,急性早幼粒细胞白血病如果需要维持治疗,一般需要 1.5 ~ 2 年。

▮▶ 急性白血病治疗效果如何?

根据危险度,急性白血病可分为高危组、中危组和低危组。高危组的治疗效果最差,治愈率最低,仅有 10% ~ 20% 的患者可长期生存。中、低危组的疗效较高危组稍好,但仍有大多数患者会面临疾病复发。急性白血病整体疗效较差,总体 5 年生存率为 30% ~ 40%。

▮▶ 髓外复发如何治疗? 效果如何?

一般认为,髓外复发的部位是化疗药物的"空虚区",如中枢神经系统和睾丸等。由于存在血脑屏障、血液睾丸屏障,化疗药物难以进入这些部位,这些部位变成了白血病细胞"庇护所",借此可逃避常规化疗和预处理的杀伤作用,成为复发根源。一般情况下,髓外复发给予常规化疗效果较差,如出现中枢神经系统白血病,可予腰椎穿刺＋鞘内注射化疗,每周 2～3 次,脑脊液结果恢复正常后再次予腰椎穿刺＋鞘内注射化疗 6 次,此后可进行颅脑照射治疗。局部包块可通过局部放射治疗联合化疗共同治疗。一旦出现髓外复发,后期往往出现骨髓复发,再次治疗疗效较差。

▪▶ 白血病持续完全缓解是否为白血病临床治愈?

白血病患者经诱导化疗后骨髓达完全缓解,而后给予 5～6 次巩固化疗,间断复查骨髓穿刺均提示完全缓解持续 5 年,则患者再次出现复发的可能性极低,可视为白血病临床治愈。此类患者占白血病患者总数的 30%～40%。

▪▶ 白血病患者合并其他疾病需要手术治疗时能否进行手术?什么时机好?

白血病患者常合并鼻部感染、龋齿发炎、肛周感染、痔疮等,在治疗期间,常因骨髓抑制、免疫力降低导致感染加重。因血小板低、凝血异常等原因多数患者不能立即行手术治疗,一般需内科保守治疗,待白血病达到缓解、骨髓造血正常恢复之后尽快行手术治疗。

▪▶ 白血病患者可以拔牙吗?何时拔牙安全?

白血病患者在初治、病情不稳定时不建议拔牙。在病情完全缓解后,可以拔牙,一般建议白细胞、血小板、凝血功能恢复正常后拔牙,以防出血较多、愈合较慢。

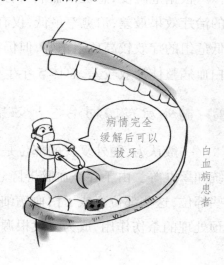

病情完全缓解后可以拔牙。

白血病患者

▮▶ 中药能够治愈白血病吗？

目前，除在白血病的临床治疗中有明确疗效的中药提取成分外，如高三尖杉酯碱、亚砷酸和复方黄黛片等，其他中成药治疗白血病尚无明确疗效，建议不要乱服乱用。目前无任何中草药能够治愈白血病。

▮▶ 化疗期间及化疗间歇期可以吃中药调理吗？

建议化疗期间不要将中药与化疗药物同时应用。应用化疗药物时，患者会产生较明显的胃肠道反应，加用中药可能会加重不良反应。另外，中药成分复杂，可能与白血病治疗药物相互作用，导致治疗药物吸收代谢异常，引起严重的副作用，影响白血病治疗效果。化疗间歇期可以吃中药调理身体，建议最好到正规中医院就诊。

▮▶ 为什么白血病治疗费用比其他癌症治疗费用高？

大多数白血病化疗药物本身价格并不昂贵，但因白血病影响了机体的免疫系统，尤其是骨髓抑制期，患者基本失去免疫力，极易遭受细菌、真菌、病毒的攻击，一旦感染，病情常较重，需要应用广谱静脉抗生素。尤其是抗真菌感染治疗药物的费用较为昂贵，且应用时间较长，故白血病患者的费用大部分用于抗感染治疗。同时，患者需要间断输注红细胞、血小板等以预防贫血、出血，而血液制品价格也较昂贵，因此白血病治疗费用比其他癌症费用高。

白血病化疗副作用以及支持对症治疗 🖊

▮▶ 白血病化疗有什么副作用？

（1）骨髓抑制：目前，临床上应用的抗肿瘤药物在杀灭肿瘤细胞同

35

时亦可损伤正常造血干细胞,可引起不同程度的骨髓抑制,表现为贫血及白细胞、血小板减低。

(2)脏器损害:绝大多数化疗药物都可引起重要脏器损伤,如肝肾功能损伤(转氨酶、胆红素升高,血肌酐升高等)、心脏损伤(心律失常、心功能受损)等。

(3)神经毒性:化疗药物对周围神经的毒性作用与所用剂量、用药时间有关,也与个体敏感程度有关,如长春碱、长春新碱等,一般在用药6~8周后可出现周围神经炎、四肢末端感觉过敏或疼痛、感觉减退或丧失等。某些新药如硼替佐米、沙利度胺可引起肠道自主神经的损伤,临床上引起便秘,严重者导致肠梗阻。

(4)皮肤损害:化疗药物常可引起皮肤干燥或糙皮病,严重时出现剥脱性皮炎;有的化疗药物可引起明显的脱发。

(5)过敏反应:化疗药物极少出现过敏性休克,但某些药物如阿糖胞苷、门冬酰胺酶、丙卡巴肼、环磷酰胺、甲氨蝶呤等可引起全身过敏反应,表现为皮疹、发热、关节疼痛等,有时可出现急性喘息性支气管炎或哮喘。

▶ 如何减轻化疗药物的副作用?

当应用化疗药物出现副作用时,应采取恰当的处理方法,帮助患者减轻或缓解症状。一旦化疗停止,副作用就会逐渐消失。

(1)胃肠道反应:有恶心、呕吐的症状时,宜清淡软食。要少食多餐,避免食用甜食或油煎炸的食物。如恶心、呕吐严重时,可适当应用止吐药物进行治疗。

(2)口腔黏膜的异常:化疗中可以适量吃水果等含水分较多的食物,并大量饮水。当出现口腔溃疡时,要注意口腔护理,保持口腔清

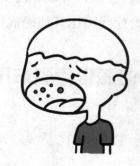

口腔溃疡

洁。口唇干燥可用香油涂抹,以保持嘴唇湿润。

(3)骨髓抑制期:化疗期间及化疗后,密切监测血象变化。指导患者家属做好预防感染及出血的护理措施。积极给予血液制品输注以支持治疗。

(4)脱发:化疗时毛发常常脱落。这种反应大多是暂时的。停药后毛发常可重新生长,不必做特殊处理。

(5)皮肤的副作用:化疗时可能出现皮疹,或皮肤干痒。可用无刺激的润肤露保持皮肤湿润。有渗液时可使用安尔碘皮肤消毒剂或碘附涂擦,以预防感染。

(6)重要脏器的保护:化疗药物对心脏、肝脏及肾脏等重要器官具有不同程度的损害,化疗期间的碱化和水化有利于药物和白血病细胞代谢产物的排出,减轻对重要脏器的损伤;另外,临床上可应用心肌细胞能量药物、保护肝脏的药物以减轻化疗药物对重要脏器的损伤。

▶▶ 白血病化疗期间，在什么情况下需要输注红细胞和血小板？

化疗后的骨髓抑制期可能会出现白细胞、血红蛋白、血小板值的逐渐下降,这种情况会持续 1~2 周, 此期间需要血制品支持以帮助患者安全度过骨髓抑制期。若血红蛋白值 < 70 g/L,建议输注红细胞支持治疗;若血红蛋白值 > 70 g/L,但患者有头痛、头晕、心悸等不适症状,也可予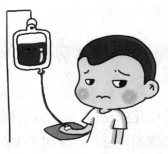

输血

红细胞输注。若血小板值 < 20 × 10⁹/L,建议输注血小板;若血小板值 > 20 × 10⁹/L,但患者有鼻出血、牙龈出血等出血表现,亦应予血小板输注。

▮▶ 为什么化疗期间输注红细胞、血小板后复查血常规却发现血红蛋白和血小板没有明显上升？

原则上，在输注了新鲜红细胞、血小板后，患者复查时血红蛋白及血小板值均有明显上升，但部分患者输注红细胞、血小板后却无指标上升表现。考虑原因如下：①患者自身造血功能尚未恢复，所输注血液制品进入体内后即被利用、消耗；②部分患者在反复输注血液制品后，体内产生抗体，当再次输注血液制品（尤其是血小板）后，部分血小板被破坏，称为血小板无效输注。

▮▶ 白血病患者可以应用粒细胞集落刺激因子（G-CSF）吗？什么时候应用合理？

白血病患者可以应用粒细胞集落刺激因子（G-CSF，俗称增白针），某些骨髓增生较慢的患者，在进行化疗的同时即可给予 G-CSF，以增强化疗效果。在停止化疗 5~7 天，若白细胞降至 1×10^9/L，即可给予 G-CSF，以促进白细胞尽快恢复，防止中性粒细胞缺乏期太长增加患者感染的机会。

▮▶ 骨髓抑制期白细胞减少可以输注白细胞吗？为什么？

化疗后 1 周左右，白细胞、血红蛋白、血小板均逐渐减少，这属于正常的化疗反应，即进入骨髓抑制期。骨髓抑制期一般为 1~2 周，其后血象逐渐恢复。此期间若无严重感染，仅给予粒细胞集落刺激因子辅助升白细胞即可，不主张输注白细胞，因为输注白细胞相关的过敏反应（如发热等）较多，很多患者不能耐受；另外，白细胞尤其是粒细胞寿命短，输注后无法在体内维持长久。但对于感染严重，甚至危及生命的患者，白细胞短期内无法恢复，常规抗感染治疗无效的患者可以考虑输注白细胞以发挥其抗感染效用。

▉▶ 白血病尿酸肾病是怎么回事？

在白血病治疗初期，白细胞总数较高的患者常常由于在化疗期间细胞的大量破坏，使体内代谢产物尿酸急剧增多，导致尿酸排泄量剧增，容易形成尿酸盐结晶并阻塞肾小管，从而造成肾脏损害，此即为白血病尿酸肾病。此病严重时可出现高血钾及肾衰竭，故常规化疗中应充分碱化、水化，给予利尿及别嘌呤醇、拉布立酶等降尿酸治疗。

▉▶ 什么是肿瘤溶解综合征？

肿瘤溶解综合征是由于肿瘤细胞增殖速度快及治疗后肿瘤细胞被大量破坏，细胞内物质短期内大量进入血液，导致代谢异常、电解质紊乱及脏器功能损害的一组临床综合征。急性白血病，尤其是急性淋巴细胞白血病，在治疗初期易发生肿瘤溶解综合征。肿瘤溶解综合征的表现为：高尿酸血症、高钾血症、高磷血症、低钙血症等代谢异常。严重者还可发生心律失常、急性肾衰竭等，更有甚者可致命。

▉▶ 如何预防和治疗肿瘤溶解综合征？

对于肿瘤负荷大、对化疗药物敏感和(或)肾功能受损的患者，应当加强肿瘤溶解综合征的预防，治疗初期应当进行适当的静脉水化、碱化、利尿等。一旦临床考虑出现肿瘤溶解综合征，即应加强水化、碱化，以及给予利尿等对症治疗，注意监测尿液的 pH 值变化，最好保证尿液的 pH 值 > 7，如果给予足够液体后，仍未达到理想尿量，可静脉给予呋塞米利尿治疗，纠正电解质紊乱，维持血钾、血磷及血钙水平的正常。尤其对于高血钾的患者，需增加输液量及利尿剂用量，促进排尿、排钾治疗。严重高钾血症、急性肾衰竭患者需及时进行透析治疗。密切监测血清尿酸和肾功能的情况，加强对继发感染以及脏器功能损害的预防。

▮▶ 化疗为何会导致患者脱发？脱发是暂时性还是永久性的？

脱发是白血病患者接受化疗时常见的不良反应，化疗药物导致患者脱发，其机制在于毛囊细胞死亡不能更新而发生萎缩。脱发通常发生于用药后12周，而毛发的再生出现在化疗结束后3～6个月。脱发的程度与使用药物的种类、剂量、方法有关，一般出现于系统用药的患者，目前尚无满意的预防化疗后脱发的药物。脱发对人的生理活动基本没有大的损害，它只是毛囊局部的一种可逆性损伤，停药后头发会恢复生长。

▮▶ 如何防治化疗药物对肝脏的损伤？

大多数化疗药物都会导致肝脏损伤，常表现为转氨酶、胆红素等的水平升高，严重者会发生急性肝衰竭。通常，为预防肝脏损伤，患者在化疗的同时会应用保肝的药物，同时定期监测肝功能变化；若肝功能出现异常，必要时患者需加强保肝治疗，部分患者转氨酶、胆红素等肝功能指标异常升高，可能需要考虑暂停化疗。另外，在化疗期间，患者免疫功能受抑制，可能导致肝炎病毒的激活扩增，加重肝功能的损伤。因此，具有肝炎病史，尤其是乙型肝炎病毒感染的患者，应当加强病毒DNA定量监测，及时予以抗病毒治疗。

▮▶ 为什么化疗时会恶心、呕吐？

恶心、呕吐是白血病患者应用化疗药物后常见的不良反应之一，随着化疗药物应用次数的增多，恶心、呕吐的发生频率也不断增加，同时程度也会加重。化疗药物诱发恶心、呕吐的机制尚不十分清楚，考虑与化疗药物通过神经递质直接或间接刺激呕吐中枢有关，临床上往往可通过使用阻断导致呕吐的

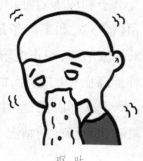

呕 吐

神经递质与受体的结合来缓解化疗相关的恶心与呕吐。

▮▶ 为什么化疗期间有腹泻？

部分化疗药物或其代谢产物可引起小肠黏膜细胞的损伤、坏死,黏膜屏障破坏,导致小肠吸收水、电解质、营养物质功能下降,大量体液漏入肠腔,小肠液过度分泌,从而引起腹泻。持续剧烈的腹泻可危及患者生命,引起肾功能不全、电解质紊乱,也会增加感染的发生率,故化疗期间若腹泻较重,应积极给予对症止泻、补充能量液体等支持治疗。

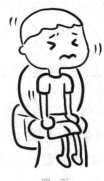

腹　泻

▮▶ 为什么化疗期间容易出现便秘？

化疗期间,患者因恶心、呕吐等不适症状常常食欲较差,水果、粗纤维食物摄入较少;加之患者卧床时间较长,下床活动较少;为预防恶心、呕吐,还常常使用止吐药物,以上均会导致便秘。为预防便秘发生,常鼓励患者在病情许可条件下增加活动量,增加膳食纤维摄入及饮水量,必要时可服用通便药物。

▮▶ 白血病患者治疗过程中导致血管严重损害,还能恢复吗？

白血病患者在治疗过程中需要反复多次静脉输注、静脉取血送检等,这些操作可以对外周血管造成不同程度的伤害;化疗药物外渗亦可引起局部组织和血管的炎症或坏死。上述情况导致的部分血管损伤是不可逆的,因此,建议化疗期间通过深静脉进行治疗。

▮▶ 什么是经外周静脉穿刺的中心静脉导管(PICC)？

PICC 通常由上臂大静脉置入,导管的尖端到达上腔静脉的中下

1/3,靠近上腔静脉与右心房处。这种方式可以将药物直接输注在血流速度快、血流量大的中心静脉,有效保护外周静脉,避免患者由于最终没有可供穿刺的外周静脉血管而丧失治疗机会,又可以避免既往使用普通中心静脉导管导致的血胸、血气胸、大血管损伤等危险并发症的发生。可以说这是一种更有效、更安全的治疗方式。

▶ 为什么使用 PICC?

以往,白血病患者治疗中主要采用外周静脉建立输液通道,这种情况下,很多因素会造成药物外渗,以及血管和局部组织的损伤。首先是药物本身因素,药物浓度过高或药物本身的理化因素会对血管内膜产生不良刺激,从而造成局部组织和血管损伤;其次是机械因素,如操作者操作技术不当、穿刺针头固定不佳、患者躁动、反复多次穿刺等造成的血管损伤;第三是患者本身的因素,尤其是老年患者,其血管条件差,长期缺血、缺氧造成毛细血管通透性增高,血管充盈不够或输液量过多等。PICC 操作简单、安全,并发症少,若维护良好可保留 1 年,并且维护简便,输液间歇期可 1 周维护 1 次(冲洗导管、更换敷贴、更换无针接头)。带管期间不限制患者正常活动,可提高患者生活质量。

▶ PICC 操作后的护理有何注意事项?

(1)保持局部清洁、干燥。贴膜有卷边、松动,或贴膜下有汗液时,需及时更换。

(2)可以从事一般日常工作、家务劳动、体育锻炼,但需要避免使用置管侧手臂提过重的物品。

(3)睡眠时不要压迫置管侧手臂。

(4)日常生活中注意妥善固定导管,避免导管脱出。

(5)可以淋浴,但应避免盆浴和泡浴,沐浴前使用专用 PICC 保护套将局部保护好。

（6）治疗间歇期每 7 天到有资质的医院换药、冲封管。

（7）带管期间注意观察置管部位，如有红肿、疼痛、渗出，或导管内有回血等异常情况应及时就诊。

白血病化疗注意事项

▮▶ 化疗前患者应当做好哪些准备？

（1）情绪稳定。凡需要化疗的患者都应有战胜疾病的信心，保持乐观的情绪，正确面对化疗，以减轻化疗相关不良反应，取得最大的疗效。

（2）做好化疗前相关的身体检查，尤其是肝功能、肾功能、电解质、血糖、血压的监测，若有异常，及时对症处理，以防化疗会进一步加重脏器损伤。存在潜在感染病灶的患者，应在化疗开始前进行彻底清理，以及控制感染病灶。

▮▶ 化疗期间的注意事项有哪些？

（1）饮食合理。化疗期间的饮食需清淡、卫生、富有营养且易于消化。

（2）多饮水，多排尿，有利于减轻化疗药物的肾脏毒性。

（3）防药液渗出。大部分化疗药物都有较强的刺激性，选择留置针输注化

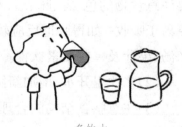

多饮水

疗药物时，若药液渗漏出血管，会刺激局部组织，引起红肿发炎，甚至溃烂。因此，患者要保护好注射部位，不要乱动，避免针头滑出血管。应首选深静脉置管术，如 PICC，可有效预防外周静脉损伤，避免药液发生外渗。

（4）保护皮肤。多数化疗药物会导致皮肤损害和脱发，患者应加强皮肤、头发的清洁和保养，禁用有刺激性的肥皂、沐浴液和洗发水等洗

澡和洗头；脱发后应加强头皮的保护，防止暴晒；化疗引起的皮肤损害及脱发是可逆的，无须太过担心。

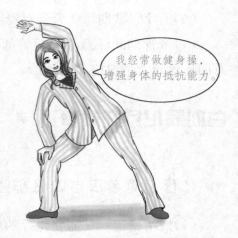

我经常做健身操，增强身体的抵抗能力。

（5）预防感染。化疗期间除了病情严重及血象极低的情况外，患者应适当散步、做健身操等，可增强机体的抵抗力。但不要到人群密集的公共场所，以及避免与患传染性疾病的患者接触，以免引发感染。

（6）避免妊娠。女性患者在接受化疗期间，应当采取避孕措施，因为有相当一部分抗肿瘤药物都具有致突变、致畸变的作用。

▌▶ 化疗期间饮食有哪些注意事项？

（1）患者在化疗期间由于唾液分泌减少，消化酶亦相应减少，味觉较差，常出现胃部不适、恶心、呕吐、腹胀等消化系统症状。因此，化疗期间应以清淡、易消化的饮食为主。烹调方式宜选用炖、蒸、煮等方式，而要注意食物的色、香、味、形，不仅可促进食欲，而且更有营养、更健康且更易于吸收。如胃肠道反应较强烈，饮食则应以流食为主，可食用菜汤、米汤、果汁及一些要素饮食。

（2）多饮温开水，增加新鲜蔬菜、水果的摄入。

（3）注意膳食结构的合理搭配，忌食过多生冷、油炸、辛辣刺激的食物，戒烟、酒。

在化疗期间，患者的胃肠道反应强烈，多进食是十分困难的，应选择优质蛋白和高热量食物，少食多餐，保证机体的正常生理需要。

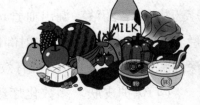

▋▋▶ 骨髓抑制期的饮食有哪些注意事项?

（1）注意饮食卫生，保证饭菜新鲜、干净，避免食用生冷、隔夜或变质食品，避免食用腌制、长期保存的食材。新鲜水果必须洗净、削皮、切块后再食用。当患者白细胞低于 1×10^9/L 时，所食食物需经高压消毒后再食用。

（2）尽量避免食用坚硬及带刺食品。如鱼肉制品应尽量去骨、去刺，以防进食中硬物刺破口腔黏膜，致口腔溃疡、消化道出血，甚至继发局部感染。

（3）排便习惯不佳或有习惯性便秘的患者，尤应注意补充富含纤维素的食品。尽可能保持每日排便通畅，以防便秘引起痔疮，从而加重或诱发肛裂，增加局部感染的概率。

▋▋▶ 化疗恢复期的饮食有哪些注意事项?

在化疗恢复期，患者的食欲会有所恢复，这是补充营养的大好时机，也是为下一次化疗做准备的阶段。此期应增加食物品种与数量，如鱼类、禽类、肉类、蛋类、奶制品、豆制品、坚果等。米、面等制成的主食可提供容易消化吸收的碳水化合物。新鲜水果、蔬菜可提供维生素、矿物质及纤维素。补充水分可根据患者的实际情况灵活选择，避免进食时过多饮水，最好在进食前后约 1 小时饮水。

▋▋▶ 门冬酰胺酶(L-ASP)使用期间的饮食有哪些注意事项?

L-ASP 在治疗儿童急性淋巴细胞白血病（ALL）和晚期非霍奇金淋巴瘤（NHL）的联合化疗中起着重要的作用。L-ASP 最主要的不良反应是急性胰腺炎，应从 L-ASP 治疗开始的前 1~3 天起到治疗停止 2~3 天后一直保持低脂饮食，避免暴饮暴食，以防不能适应饮食的突然改变而发病。食用清淡、易消化的食物，少食多餐。治疗结束后也要坚持清淡饮食,以脱脂牛奶、鸡蛋(去蛋黄)、鱼、鸡胸肉、虾为蛋白质主要来源,辅以新鲜蔬菜,主食以馒头、玉米饼、米饭为主。烹调方法选择清蒸、炖、煮等。在能力范围内选用含亚油酸和亚麻酸含量较高的豆油、葵花子油,以保证必需脂肪酸的供给。禁食油炸食品、动物内脏、肥肉、肉汤、纯糖、奶油制品,以及干果类食品,如核桃、芝麻、花生、松子等。

▮▶ 激素类药物使用期间的饮食有哪些注意事项?

激素类药物易致骨质疏松,在补钙的同时,饮食上应注意补充含钙丰富的食物,如奶类、豆类、芝麻酱等。激素治疗可导致糖代谢异常,部分患者因激素治疗会产生食欲亢进,增加血糖升高的风险,因此激素类药物使用期间应当注意避免高糖、高脂饮食,避免体内血糖、血脂水平的异常。

▮▶ 两性霉素 B 使用期间的饮食有哪些注意事项?

由于两性霉素 B 会导致较强烈的胃肠道反应,患者易出现食欲减退,应多进食营养丰富、易消化、无刺激的食品,同时注意多饮水。两性霉素 B 的另一主要副作用是低钾血症,患者应多进食含钾丰富的食物,如香蕉、番茄、哈密瓜、橙子、橘子、木耳、绿色蔬菜等,以纠正因药物可能引起的电解质紊乱、低钾血症和低钠血症。

▮▶ 白血病患者禁忌的饮食有哪些?

(1)农药残留多的食物,如韭菜、豆芽菜等。

(2)易导致胀气的食物,如生豆类等。

(3)肥腻食物,如肥肉等。

(4)油炸食物,如油饼、炸糕等。

(5)不洁净、生冷的食物,如外卖、速冻食品等。

(6)不易消化的食物。

▐▶ 化疗后骨髓抑制期能吃水果吗？

骨髓抑制期适量进食水果有助于机体的恢复,新鲜水果必须洗净、削皮后再食用。若食用后出现腹泻、腹胀等不适,应立即停止食用。当患者白细胞低于 $1 \times 10^9/L$ 时,可以洗净、削皮切块,蒸煮后再食用。

▐▶ 如何防治肛裂？

预防肛裂,应该养成良好的排便习惯,及时治疗便秘,消除炎症和避免机械性损伤。饮食以清淡、易消化为主,多食用新鲜蔬菜、水果,忌食辛辣、刺激性食物。养成良好的生活习惯,注意保持肛周、会阴部的清洁卫生,便后及时清洗肛周及坐浴,避免感染。局部按摩、适度提肛锻炼是预防本病的有效方法。

▐▶ 如何防止便秘？

多食用富含维生素 C 的新鲜蔬菜、水果及富含粗纤维的粗粮、豆类等食物。适当进食有润肠、通便作用的食物,如蜂蜜、香蕉、核桃等。饮食冷热要适当,忌食辛辣、刺激性食物。保证每日饮食中蔬菜与水果含量不少于 250 g,饮水量每日在 2000 mL 以上。养成良好的排便习惯,早晨起床后或餐后无论有无便意,都应如厕做排便动作,可增加肛门括约肌的随意收缩能力,平时有便意时不能忍受和克制。能下床时尽可能坚持下床活动。正确的脐周按摩有促进排便的作用,按摩时患者取仰卧位或半卧位,用手的大鱼际肌、小鱼际肌在脐周沿顺时针方向按摩,每次 10 ~ 15 分钟,早晚各 1 次,也可在便前 20 分钟或餐后 2 小时进行。

合并其他疾病的白血病 🖊
患者的治疗注意事项

▮▮▶ 合并肝炎的白血病患者能够进行化疗吗？有哪些注意事项？

白血病患者合并肝炎较常见，这不是化疗的禁忌证，但在化疗前需做病毒 DNA 定量监测，以评估患者体内肝炎病毒的复制情况，若拷贝数较高，同时合并肝功能异常，建议先行保肝、抗病毒治疗，待达到安全水平再进行化疗。若病毒拷贝数不高，可在保肝、抗病毒治疗的同时进行化疗，此期间密切监测肝功能变化，定期复查病毒复制情况。

▮▮▶ 合并糖尿病的白血病患者能够进行化疗吗？有哪些注意事项？

合并糖尿病的白血病患者可以化疗，但如果血糖异常增高，出现酮症酸中毒等情况时，应先给予降糖治疗。患者在接受化疗前，需监测血糖变化，根据血糖水平以及患者的脏器功能，制订降糖计划，选择恰当的降糖药物，需按时、按量用药控制血糖，患者在化疗期间常因恶心、呕吐等症状导致进食量明显减少，此次需动态调整用药，预防低血糖的发生。

▮▮▶ 合并心脏病的白血病患者能够进行化疗吗？有哪些注意事项？

合并心脏病不是白血病患者化疗的绝对禁忌证，但化疗前需进行心电图、心脏彩超、心功能评价等相关检查，以明确患者的心脏情况是否可耐受化疗，若患者合并严重心律失常、心功能不全等，常无法耐受化疗。能耐受化疗者，在化疗的同时加强保护心肌等支持治疗，密切监测心律、心率、心电图等动态变化。

▶ 合并结核的白血病患者能够进行化疗吗？有哪些注意事项？

化疗导致的免疫抑制可能使结核扩散，此时应当权衡利弊，采取综合治疗措施。初诊或复发的白血病且需要尽快化疗缓解白血病病情的患者，需在积极强力抗结核治疗的同时给予化疗，同时加强营养支持治疗。如果患者存在痰菌阳性，需对患者进行隔离或转至传染病医院治疗。如果结核发生在巩固化疗期间，白血病病情平稳，建议先给予抗结核治疗，在结核病情控制后再进行化疗。

▶ 合并妊娠的白血病患者能够进行化疗吗？有哪些注意事项？

一般建议合并妊娠的白血病患者先至妇产科进行流产或引产，因绝大多数化疗药物都会有致畸作用，故一般不建议在妊娠的同时进行化疗。若在妊娠后期出现白血病，且有强烈保胎意愿，建议在输血制品等支持治疗下尽快生产，然后尽快进行白血病治疗。

▶ 女性患者骨髓抑制期月经来潮如何处理？

骨髓抑制期一般血小板水平较低，此时月经来潮，月经量会较多，月经期会延长，失血量常较多，会进一步加重贫血，故骨髓抑制期月经来潮建议患者口服避孕药物（如妈富隆等），暂缓或推迟月经来潮，且要持续用药，直至血小板恢复后才可停药。

白血病患者感染防治 🖊

▶▶ 如何防治皮肤感染？

　　白血病患者极易伴发皮肤感染，常呈片状蔓延并迅速形成蜂窝织炎。白血病患者的蜂窝织炎，以头面部最多见。当感染发展较快时，患者会出现局部暗红色、肿胀、剧痛伴高热、寒战、乏力及食欲缺乏等。发生在咽喉附近的口底、颌下及颈部的蜂窝织炎，还会导致患者憋气，甚至窒息等。因此，白血病患者应采取相应的措施预防皮肤感染。

　　（1）保持皮肤和口腔黏膜的清洁。每日三餐后应刷牙或漱口，早中晚或外出返回后要清洗面部。饭前便后要洗手。

　　（2）穿着柔软的清洁衣裤。所穿衣物以棉织物或丝织品等柔软面料最佳。这些面料不仅质地柔软，对皮肤的刺激性小，而且吸汗、透气性能好，有利于皮肤的新陈代谢。

　　（3）正确处理蚊虫叮咬。蚊虫叮咬后可在红肿处涂抹清凉油、风油精、花露水或速效止痒液等。若被蜜蜂、蝎子蜇伤时，应及时用3%碳酸氢钠（食用碱）或3%氨水等涂抹局部。稍后以盐水或肥皂水冲净即可。

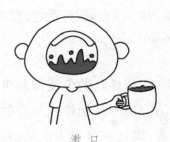

漱口

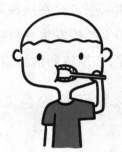

用软毛牙刷
早晚刷牙

剪短指甲

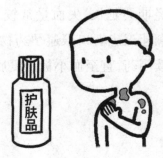

选择适宜护肤品
避免皮肤过敏

（4）严格手卫生。经常洗手,不要用手搔抓皮肤。

（5）剪短指甲,避免细菌滋生。

（6）选择适宜的护肤品,避免皮肤过敏。

如何预防口腔感染和溃疡?

（1）鼓励患者多饮水,保持口腔清洁。每日饭后、睡前漱口,预防口腔炎症。漱口不能代替刷牙,在没有牙龈渗血、牙龈增生的情况下,要用软毛牙刷早晚刷牙。

（2）多食新鲜蔬菜,防止口唇干裂。口唇干裂的患者引以涂液状石蜡,勿撕去干裂的皮肤,以免皮肤破损继发感染。

（3）患者的餐具及洗漱用品应保持清洁,养成良好的卫生习惯。

（4）均衡营养能提高机体的免疫力,患者应避免偏食、挑食,培养良好的饮食习惯。饮食应以高热量、高蛋白、富含维生素的温凉流质或半流质为宜,避免过热、辛辣等刺激性食物,不要吃干、硬、粗糙的食物。进食要细嚼慢咽,防止损伤口腔黏膜。

如何预防肛周感染?

（1）保持良好的卫生习惯,经常洗澡,每日必须更换内裤。

（2）每日早晚以 1:20 的碘附溶液坐浴 15～20 分钟,大便后及时清洁会阴及肛周,保持局部清洁、干燥。

（3）洗脸、洗脚、坐浴的盆应分开使用,毛巾也应分开使用,勿与他人共用洗漱用具。

（4）合理营养,食物的选择做到粗细、荤素搭配,注意保证新鲜蔬菜、水果的摄入,以保持大便的通畅。

（5）便秘者及时服用通便药物,忌辛辣、热燥饮食,预防肛裂、痔疮等发生。若粪便干硬不可过度用力排便,以免损伤肛周黏膜。可用开塞露或温盐水灌肠等措施来协助排便。

（6）有肛裂和痔疮的患者坐浴后涂擦痔疮膏。

如何预防肠道感染？

（1）注意个人卫生，养成饭前便后洗手的习惯。常剪指甲、勤换衣服。

（2）食品采购要严把质量关，购买新鲜的禽、蛋、肉、蔬菜和水果。

（3）不喝生水，菜要烧熟煮透。

（4）蔬菜择净后应用水浸泡30分钟以上，中间换水2～3次，然后再烹调。

（5）贮存食品或加工食品时，应该生食、熟食分开进行。

（6）隔夜食物或发现食物有异样或异味时，不可食用。

（7）对碗筷等餐具应经常煮沸消毒。

如何预防肺部感染？

首先维持居住环境的清洁卫生，并具有良好的通风条件。如情况允许，每日开窗通风两次，每次15分钟，维持室内空气湿度；如果空气污染严重，则应减少开窗通风，有条件者应当使用空气净化装置。尽量远离施工工地等污染严重地区。居住环境避免堆放杂物，避免养殖大型花卉，或饲养宠物等。患者进食后，应清洁口腔。如果口腔内细菌被吸入呼吸道，则会造成患者支气管或肺部感染。保证充足的摄水量，保持呼吸道通畅，鼓励咳嗽、咳痰及正确拍背等。保证充足睡眠，规律饮食，避免生、凉、冷、硬及不好消化的食物，保持排便通畅，提高肺部防御能力。

发热时为什么要抽血培养检查？需要反复进行抽血培养检查吗？

白血病患者发热多由细菌感染入血引起，为确定致病菌以指导治疗，需抽血培养检查。在寒战、发热时抽血做细菌培养可提高送检阳性率。但由于在发生败血症前，多数患者已经应用抗菌药物治疗，以致一次血液培养常得不到阳性结果，所以需要反复进行抽血培养检查。另外，由于深部静脉导管的广泛应用,导管相关感染的发生呈增多趋势,往往需要常规静脉和导管分别取血进行培养,明确是否为导管相关的感染。

▶ 为什么要反复行身体各部位的细菌培养?

白血病患者免疫功能降低,与外界相通的器官系统,如消化道、呼吸道、泌尿道等,均易发生感染,且临床表现多不典型。当患者出现发热等感染表现时,为明确感染部位及病原菌,需反复进行身体各部位的细菌培养,以明确感染病原菌指导用药。

▶ 什么是隔离病房?化疗时为何要进隔离病房?

隔离病房也称层流洁净病房,是一个相对无菌的病房,室内空气经过高效过滤器滤过,其内所有物品需经过消毒、灭菌处理。化疗不仅杀伤白血病细胞,正常细胞也同样受到伤害。化疗后骨髓抑制期,即粒细胞缺乏时,发生感染的可能性增大。一般对正常人群无严重危害的感染,对白血病患者也许是致命的,所以化疗期间建议患者进隔离病房,进行保护性隔离,以减少感染的机会。层流洁净病房对消毒、无菌的要求远较普通病房严格,人员和物品的出入都有严格规定,可能会给患者和家属陪伴带来一定的不便,但是患者和家属可以通过电话、监护屏幕和探视窗进行沟通和联系。

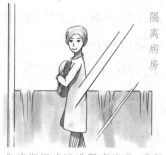

隔离病房

化疗期间建议进隔离病房,进行保护性隔离,减少感染。

化疗结束后的生活 ✐

▶ 如何预防白血病复发?对生活环境有要求吗?

(1)部分急性白血病需要维持治疗。有些急性白血病亚型,如急性

53

淋巴细胞白血病,如果不进行规律的维持治疗,容易复发。如果进行了维持治疗,则可明显降低复发率。

(2)定期复查。按照医生的要求,患者定期去医院进行血象复查、骨髓穿刺,一旦发现复发,及早治疗,也还是可以治愈的。

(3)加强自我防护,适当锻炼,提高免疫力。感冒流行季节尽量减少外出,如需外出则戴口罩。合理安排生活,保证充足的睡眠和营养,适当锻炼以提高身体抵抗力。

(4)避免其他促病因素。康复期间应尽量保持患者愉悦的心情,避免罹患其他疾病,过度劳累或感染都可能成为复发的诱因。

▶▶ 白血病患者如果在家里出现出血,怎样止血?如何选用止血药物?

白血病患者如果血象正常,出现鼻出血、牙龈出血等轻度出血,可自行按压止血,或到当地医院就诊。若患者血小板较低时发生出血,常常较难止血,建议压迫出血部位止血,并尽快就近到有专业处理能力的医院进行止血治疗。除局部止血外,还应用凝血酶、酚磺乙胺等止血药物,并给予血小板输注止血。

▶▶ 白血病患者如何预防感冒?如果感冒了可以服用感冒药物吗?

白血病患者免疫力较差,容易发生感冒,应避免去人员密集区、疾病流行地区。周围人员如有感冒症状,应戴口罩以降低感染概率。如果出现相关症状,如发热等,可以服用药物以缓解症状。如体温较高,症状较重,建议到医院就诊,继发细菌感染时应

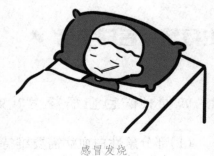

感冒发烧

给予抗生素治疗。

▎▶ 化疗间歇期如果病情稳定,能否外出活动?

化疗间歇期如果病情稳定,可以外出活动,但应避免劳累及剧烈运动,少去人员密集区和疾病流行地区。

▎▶ 白血病患者治疗结束后能正常工作、学习和生活吗?

白血病患者治疗结束后,大约半年就可进行正常的工作、生活,但要做到劳逸结合,避免过度劳累。

▎▶ 患者出院后,为提高自身免疫力,有哪些具体措施?

患者出院后,无须特殊处理以提高免疫力,只需正常饮食、作息规律,避免劳累、熬夜,保持心情乐观、舒畅。可进行适量的运动,机体的免疫力会自行、逐渐恢复。

▎▶ 回家休养期间应注意什么?在家也得戴口罩吗?居住环境需要每天消毒吗?

回家休养期间应注意休息,避免劳累、外伤等,少去人员密集区(如超市等)和疾病流行地区,保持心情乐观、舒畅。定期监测血常规、肝功能和肾功能变化。在家中如果人员不多,且血象正常,可不必戴口罩。如果有条件,居住环境可以定期紫外线消毒杀菌,但主要是保持室内干净卫生,经常开窗通风等。

▎▶ 白血病患者能够结婚、生育吗?

白血病患者可以结婚,但化疗期间不建议妊娠,全部化疗结束 3 年以后可考虑生育。妊娠期间应当加强胎儿发育情况的监测,进行必要的产前检查。

造血干细胞移植相关问题 ✎

▮▶ 什么是造血干细胞移植？

造血干细胞是所有血细胞的"种子"。造血干细胞移植（HSCT），是指将供者的造血干细胞收集并"种植"到患者体内，进而生成正常的血细胞，维持患者身体正常生理功能的一种治疗手段。HSCT 是诸多疾病（包括白血病、再生障碍性贫血、骨髓增生异常综合征等）的主要治疗手段之一。以往收集造血干细胞需要采集骨髓，故又称为"骨髓移植"，近年来已基本被外周血干细胞移植取代。

▮▶ 造血干细胞移植的分类有哪些？

根据不同的标准，有不同的分类方法。根据供者的来源分为：自体移植（干细胞来自患者自身）、异基因移植（干细胞来自健康志愿者）和同基因移植（供者和患者为同卵双生的双胞胎，双胞胎但非同卵者不能列为同基因）。根据采集干细胞的来源分为：骨髓移植、外周血移植和脐血移植。根据供者和患者是否有血缘关系可以分为：亲缘供者和无血缘关系的供者，后者一般来自中国造血干细胞捐献者资料库（以下称"中华骨髓库"）或中国台湾慈济骨髓库的志愿者。根据人类白细胞抗原（HLA）配型可以分为：全相合和不全相合，前者是指供者和患者 HLA 配型全部位点均一致，否则称为不全相合。

▮▶ 什么是单倍体移植？

供者是患者的父母或子女，称之为单倍体移植；此外，同父同母的兄弟姐妹以及堂兄弟姐妹、表兄弟姐妹间，如果 HLA 配型支持有一半以上位点相合者，亦称之为单倍体。需要特殊说明的是：父母、子女、堂兄弟姐妹及表兄弟姐妹即使 HLA 配型全相合,也属于单倍体移植。与同胞全相合供者移植相比,单倍体移植的主要风险是移植后移植物抗宿主病(排斥反应)发生率较高,由此导致的死亡率也较高。

▮▶ 什么是同基因移植？有何优缺点？

同卵双生的双胞胎互为供受者的移植称之为同基因移植。由于供者和患者基因完全一样,所以很大程度上相当于自体移植。其优势在于不会发生移植物抗宿主病,移植后基本不需要免疫抑制治疗,移植后并发症较少,生活质量较高。主要缺点是:对于恶性程度高的患者而言,同基因移植后复发率较高。同基因移植的最佳适应证是后天获得的良性疾病,如再生障碍性贫血。由于同卵双生双胞胎在人群中并不多见,所以,接受同基因移植的病例数很少,属"可遇不可求"。

▮▶ 自体移植和异基因移植相比有何优缺点？

	自体移植	异基因移植
干细胞来源	自身,不受限于供者	健康志愿者(包括亲缘供者和无血缘关系的志愿者)
主要适应证	淋巴瘤、骨髓瘤、预期复发率较低的急性白血病	再生障碍性贫血、PNH、MDS、骨髓纤维化、预期复发率高的急性白血病、恶性度较高的淋巴瘤和骨髓瘤
患者年龄上限	65~70 岁	60~65 岁
移植物抗宿主病	无	40%~70%
感染发生率	低	高
其他并发症	少	多
移植后生活质量	好	差(主要取决于并发症)
免疫功能恢复	3~6 个月	1~2 年
治疗相关死亡率	一般低于 5%	10%~30%
恶性病的复发率	高	低

注:PNH,阵发性睡眠性血红蛋白尿症;MDS,骨髓增生异常综合征。

▣▶ 造血干细胞移植的供者需符合哪些条件？

需符合如下条件：①年龄上限为 60 岁（身体条件较好者可以放宽至 65 岁）；②供者和患者 HLA 配型需一半以上的位点相合；③体格检查合格；④对捐献干细胞有充分的了解和知情同意，18 岁以下供者需有监护人知情同意。

▣▶ 供者的性别对移植疗效有无影响？

供者为生育后的女性，患者为男性时，移植后的移植物抗宿主病发生率会有所偏高。除此之外，其余各种组合（男供男、男供女、女供女）均无影响。

▣▶ 供者和患者性别不同，患者移植后是否会变性？

不会。造血干细胞移植改变的是患者的造血系统及免疫系统，不会改变生殖系统。

▣▶ 供者和患者 ABO 血型不同，对移植有无影响？

供者和患者 ABO 血型不同对移植的整体疗效、生存率和移植物抗宿主病都没有影响。但是主要血型不合（供者为 A 型或 B 型，患者为 O 型）者，移植后有可能会出现纯红再生障碍性贫血，发生率 5%～20%。这种并发症如果发生，患者血红蛋白恢复慢，输血量增多，经治疗后绝大部分患者可以恢复；如不处理一般移植后 3～6 个月也可自行恢复。

▣▶ HLA 配型相合的概率是多少？

同父同母的兄弟姐妹间配型全相合的概率为 25%，半相合的概率为 50%。父母与子女间均为半相合，罕见情况下会出现全相合，但仍应视为单倍体。无血缘关系的陌生人之间配型相合概率为 0.001%～0.002%。

同父异母、同母异父的兄弟姐妹间半相合的概率为 50%。堂兄弟姐妹、表兄弟姐妹间半相合的概率约为 25%。叔、姑、舅、姨与侄、甥间半相合的概率约为50%。

▶ 没有合适的亲缘供者,能否花钱购买造血干细胞?

造血干细胞不是商品,不可买卖。没有合适的亲缘供者可以在中华骨髓库或中国台湾慈济骨髓库免费查找。骨髓库的志愿者均为无偿捐献,但志愿者查体和采集干细胞所产生的费用要由患者来承担。

▶ 如何在中华骨髓库和中国台湾慈济骨髓库查找供者? 有什么注意事项?

没有合适亲缘供者的患者可以在中华骨髓库和中国台湾慈济骨髓库查找,此过程应由医生来完成,查找前需有患者的 HLA 配型报告并填写申请表。经网络初步查询,如有合适的供者并且有捐献意愿的还需完成如下程序:①患者及供者抽血完成再次配型以确保供受者匹配;②供者捐献前进行体格检查后确认身体合格;③经患方所在医院和骨髓库沟通共同确定移植时间;④患者进仓接受预处理,供者在其所在地指定医院完成动员和采集干细胞;⑤供者采集的干细胞由患者所在医院或骨髓库工作人员当日送至病房输注。

注意事项:①供者的配型、查体、动员和采集干细胞所产生的费用由患方提供,骨髓库不收取其他费用;②根据骨髓库相关规定,移植前及移植后 1 年内供者和患者不得见面,骨髓库也不会告知双方的社会信息和个人资料;1 年以后在双方的意愿下可以由骨髓库安排患者和供者见面。

▶ 捐献造血干细胞的流程?

供者经配型及查体合格后方可进入动员和采集流程,具体时间需配合患者的移植流程来决定,原则上应将供者采集日与患者回输日安排在同一天。采集前4~5天开始接受粒细胞刺激因子(俗称"增白针")皮下注射,此过程的目的是将骨髓中的造血干细胞释放至外周血,此期间需每天查血象以调整"增白针"剂量。第5天或第6天经血细胞单采仪采集干细胞,采集过程3~5小时,一般采集150~250mL。医生会根据采集的细胞数决定第二天是否加采。

▶▶ 捐献造血干细胞对身体是否有影响?是否会影响身体健康?

动员和采集干细胞期间常见副作用为:打"增白针"期间会出现骨骼酸痛感或低热现象,绝大部分供者可以耐受,不能耐受者可以口服必理通等药物缓解症状;采集过程中会出现低钙血症引起的口唇麻木感,严重时有手足肌肉抽搐现象,采集过程中需常规口服钙剂来预防,如果口服效果不佳可以静脉补钙,采集后症状可自行缓解。少部分供者采集过程中可能会出现心率增快、血压波动、头晕等情况,此时需医务人员做专业处理,同时供者需做心理调整。目前,与动员和采集相关的相对严重的并发症是心脑血管事件和脾梗死,总发生率不超过1%。尚未发现与捐献造血干细胞相关的其他远期并发症,至于影响生育、影响寿命的说法则纯属无稽之谈。

▶▶ 采集干细胞后供者在生活上有无注意事项?

采集后供者一般有疲劳感,血象会有白细胞升高和血小板降低的现象,一般经5~7天会自行恢复至正常。建议供者采集后休息5~7天即可恢复正常生活和工作。无须补充营养品、保健品。

▶▶ 妊娠及哺乳期能否捐献造血干细胞?

妊娠期间不建议捐献造血干细胞。哺乳期捐献造血干细胞对供者和婴儿并无生理上影响,可以捐献。

▮▮▶ 乙型肝炎病毒患者/携带者能否捐献造血干细胞?

能,但是要求供者肝功能指标良好,并且在捐献前服用药物将乙型肝炎病毒DNA控制转阴。已经进展至肝硬化或者肝癌者不适合捐献造血干细胞。移植后患者存在感染乙肝的风险,可以通过药物来预防。

▮▮▶ 患白血病是不是一定要移植才能治愈?

白血病的预后差别很大,移植只适用于预期复发率高、难治或复发的白血病患者。对于通过药物治疗预期能获得较高生存率的白血病患者,并不推荐移植。是否需要移植需要专业医生的判断。

▮▮▶ 白血病患者移植前需符合什么条件?

以下条件缺一不可:①具有明确的移植指征,由病情决定,需要血液科医生的专业判断;②身体条件许可,没有严重的脏器功能不全及尚未控制的感染;③有合适的供者并且愿意捐献造血干细胞;④心理上能接受移植可能带来的并发症及相关风险;⑤经济条件许可。

▮▮▶ 移植的流程有哪些?

在完成移植前一系列的准备工作后才可以进入移植仓接受造血干细胞移植。移植大致上可以分为3步:①预处理,就是利用化疗和(或)放疗的手段"摧毁"患者的造血系统和免疫系统;②将供者的造血干细胞输入患者体内,通过静脉输注即可,干细胞会自行"落户"于骨髓;③恢复期,包括造血恢复和免疫恢复,其中造血恢复较早,一般在1个月之内完成,而免疫功能恢复则需要较长时间,一般而言,自体移植需3~6个月,异基因移植需1~2年。

▐▶ 什么是预处理？目的是什么？

利用超大剂量的化疗和（或）放疗的手段"摧毁"患者的造血系统和免疫系统，从而杀灭肿瘤细胞，保证造血干细胞顺利植入，这是所有移植患者回输干细胞前的必经阶段。预处理的治疗强度比白血病常规化疗的强度大很多，相关不良反应也较大，需要接受的相关治疗也较多。

▐▶ 预处理期间常见的不良反应有哪些？

主要是化疗和（或）放疗引起的相关毒性，常见的反应包括：①胃肠道反应，包括食欲减退、恶心、呕吐、便秘、腹泻；②黏膜损害，包括口腔及咽部的溃疡，消化道黏膜损害引起的胃炎、胃痉挛和腹泻；③过敏反应，主要与生物制品相关，如 ATG 会引起发热反应、皮疹等；④放疗的患者可能会出现双侧腮腺肿痛、淀粉酶指标升高等；⑤骨髓抑制，包括血象的全面下降，继而引起感染、出血和贫血相关的症状；⑥使用激素的患者存在血压波动、血糖升高、夜间兴奋难眠等现象；⑦毛发脱落；⑧其他脏器损害，如肝功能指标异常、心律失常、心功能不全、肾功能损害、出血性膀胱炎等。上述症状可能在用药期间发生，也可能在用药结束后 1～2 周内发生。

▐▶ 患者需输注多少造血干细胞才足够？

患者需输注的造血干细胞与采集的体积无关，而与采集的细胞数量有关，一般要求同时满足以下两个条件：总细胞数 $\geq 3.0 \times 10^8$ / kg（患者体重），其中 CD34 阳性的细胞数 $\geq 2.0 \times 10^6$ / kg（患者体重）。采集完毕后数小时内能收到计数结果，从而决定输注的具体量，同时决定供者次日是否还需要继续采集。

▶ 回输过程有哪些不良反应？

造血干细胞一般通过深静脉置管（即 PICC 或 CVC）输入患者体内，与普通输血过程类似，整体上是比较安全的。新鲜的造血干细胞（一般当天采集，当天回输）输注不良反应少见，主要包括：①免疫反应，包括发热、皮疹；②溶血反应，主要发生在供受者 ABO 血型不合时，少部分患者会出现一过性尿色加深、胆红素增高等现象，经激素治疗及碱化液输注后可缓解；③少数患者会出现一过性血压升高、心率增快等现象。冻存的造血干细胞输注时可能出现的不良反应稍多，除免疫反应和溶血反应外，主要是心血管相关反应相对多见，主要包括：心率增快或减慢，血压波动，极个别患者会出现一过性意识丧失。此外，输注冻存的造血干细胞后，患者呼气时带有臭大蒜味，此为冻存保护剂 DMSO 经呼吸道排出的味道，数小时后能自行缓解。

▶ 回输后的恢复阶段如何区分？不同阶段有哪些并发症？

回输后分为 3 个阶段：①回输后 1 个月内，此阶段主要目标是完成造血重建（即血象恢复，脱离输注血制品），患者存在预处理相关的副作用（如黏膜炎、腹泻、恶心、呕吐等）及骨髓抑制相关的感染、出血及贫血等并发症；②回输后 30～100 天，此阶段患者主要完成血象进一步恢复及体能恢复，可能会经历急性移植物抗宿主病等并发症；③回输 100 天以后，此阶段患者主要是逐渐恢复免疫功能，可能会经历慢性移植物抗宿主病等并发症。由于免疫功能恢复较慢，在免疫完全恢复前，患者均处于感染的危险期，第一阶段主要是粒细胞缺乏相关的细菌和真菌感染，而第二阶段和第三阶段则是与免疫功能低下相关的机会致病菌（如病毒、真菌）等感染。

▆▆▶ 造血干细胞回输后,血象多长时间能恢复?

一般以中性粒细胞绝对值≥0.5×10⁹/L作为血象恢复及出仓的标志。造血干细胞移植后一般14天左右可以达到上述标准,骨髓移植约21天可达到上述标准。血小板脱离输注(≥20×10⁹/L)比中性粒细胞晚1~2周。

▆▆▶ 供受者 ABO 血型不合,移植后多长时间血型转变为供者来源?

主要血型不合的供受者(供者为 A 型或 B 型或 AB 型,患者为 O 型),移植后一般需3~6个月患者血型会完全转变为供者血型;其他各种组合一般需1~3个月。患者血型转变为供者血型之前这段时间为过渡阶段。

▆▆▶ 什么是移植物抗宿主病?

异基因造血干细胞移植后,患者体内恢复的免疫细胞是供者来源的,该免疫系统会将患者身体的组织和细胞当成异物来排斥从而导致一系列免疫反应,即"反客为主"的现象,称为排斥反应。可以分为急性移植物抗宿主病和慢性移植物抗宿主病两种。

▆▆▶ 急性移植物抗宿主病什么时候发生?主要有哪些表现?

急性移植物抗宿主病一般在血象恢复后至移植后100天内发生,高峰时间段为移植后30天左右,同胞全相合供者移植后发病率为40%~50%,无血缘关系供者和单倍体移植的发病率为50%~70%。主要累及如下脏器:①口腔,主要表现为溃疡;②胃肠道:恶心、腹泻,严重时会出现肠黏膜脱落、便血、肠梗阻和肠穿孔;③皮肤:主要表现为充血性皮疹,伴或不伴有瘙痒症状;④肝脏:主要表现为肝功能指标异常,包括转氨酶、胆红素、碱性磷酸酶和谷氨酰转肽酶,胆红素升高时患者可出现黄疸症状。

▮▶ 慢性移植物抗宿主病什么时候发生？主要有哪些表现？

慢性移植物抗宿主病一般在移植 100 天以后至 1 年内发生(100 天内少数患者也会发生),高峰时间段为移植后 6 个月左右。移植后 1~2 年仍有部分患者会发生慢性移植物抗宿主病,但发病率较低。同胞全相合供者移植后慢性移植物抗宿主病的发病率为 40%~60%,无血缘关系供者及单倍体移植后发病率为 50%~70%。慢性移植物抗宿主病累及的脏器比较广泛,几乎可以累及全身所有组织和脏器,其中相对多见的是皮肤、口腔、眼和肝脏,其他相对少见的有毛囊、肺、肾脏、指甲、肌肉、关节和消化道。少数患者会有单纯化验指标异常,如抗核抗体阳性、嗜酸性粒细胞增高等,而并无临床症状。

▮▶ 移植后是否一定会发生排斥反应？

移植物抗宿主病是一把双刃剑,一方面会对患者带来一定的脏器损害,影响生活质量,严重时还存在生命危险;另一方面对于很多恶性疾病(如白血病,特别是复发可能性较高的患者)而言,慢性移植物抗宿主病会降低疾病复发率。简言之,是否会出现排斥反应取决于患者移植前的疾病状态。对良性疾病(如再生障碍性贫血、PNH 等)而言,基本不存在复发的问题,排斥反应越小越好。对恶性疾病(如白血病、MDS 等)而言,这取决于预期复发率,对于预期复发率较高者,有排斥反应比没有排斥反应好,但排斥反应程度不可过重。由于排斥反应出现的时间和严重程度无法预测,患者及家属需要和医生保持联系,遵医嘱定期随访。

▮▶ 移植后发生了排斥反应,是否白血病就肯定不复发了？

移植后发生排斥反应,尤其是慢性移植物抗宿主病,可以大大降低复发率,但可惜的是,不能将这个概率降至零。所以,定期的骨髓监测还是必要的。

▌▶ 移植后的用药有哪些注意事项?

移植后患者的常用药包括:免疫抑制剂(如环孢素、他克莫司、霉酚酸酯、西罗莫司等),预防感染用药(如复方磺胺甲恶唑、阿昔洛韦以及真菌预防用药),其他辅助药物,如保肝药等。移植后用药有两大注意事项:①要规律用药,做到定时定量,尤其是免疫抑制剂;②很多药物之间存在相互作用,不得在没有医生的指导下私自调整药物。至于移植后出现其他疾病(如感染等)需要使用其他药物时,需要有移植专业医生的指导。

▌▶ 移植后多长时间能停药?

异基因移植后最主要的药物是免疫抑制剂(如环孢素、他克莫司、霉酚酸酯等),如未发生慢性移植物抗宿主病,一般在移植后 6～9 个月开始逐渐减量使用,移植后 12～24 个月内停用。如果发生过慢性移植物抗宿主病,则应在症状完全控制后再酌情、逐渐减量至停用,此过程个体差异较大,需要在专业医生的指导下完成。

▌▶ 异基因移植后远期常见的并发症有哪些?

一般在移植后 3～5 年以上才出现的并发症称为远期并发症,常见的并发症包括:白内障(尤其是预处理期间采用全身放疗的患者),肺部疾病(包括特发性肺炎、闭塞性细支气管炎伴纤维化),肝脏疾病(包括慢性肝功能损害、肝硬化),内分泌紊乱(包括甲状腺功能异常、激素失调、糖尿病),骨骼和关节疾病(包括骨质疏松、股骨头坏死、关节挛缩、关节炎、骨关节病),血液系统疾病(包括自身免疫性溶血性贫血、免疫性血小板减少、继发性MDS、继发性白血病等),生殖系统疾病(月经紊乱、闭经),生育问题(无精子或精子无活性状态,无排卵;但一般性功能基本正常），继发第二肿瘤。

▶ 移植后能否生育？

大部分患者移植后有性功能，但不能生育。如果预处理不含全身放疗，约有 30% 的患者能生育；如果预处理含全身放疗，只有约 10% 的患者可以生育。移植后如果有生育的计划，建议在停用所有药物 2～3 年并且在男科或妇产科经过系统检查后再进行。妊娠期间应做好产前检查，及早发现畸形儿或先天性生理缺陷胎儿。

▶ 移植后的长期无白血病生存率是多少？

影响移植后生存的因素较多，包括基础疾病、移植前疾病状态、预处理方案、供者来源、移植后的并发症等。一般而言，白血病移植后的长期无白血病生存率为 50%～70%，但是难治或复发的白血病移植后的无病生存率只有 20%～60%。

▶ 医生告诉我 3 年生存率的数值，是不是意味着我只能活过 3 年？

移植后带来的致命性风险主要有 3 个：感染、复发和严重的移植物抗宿主病，而这 3 个并发症主要是在移植后 3 年内发生的，其中移植后第 1 年发生率最高。因此，死亡风险主要在移植后 3 年内发生，3 年以后再发生的概率极低，换言之，3 年无白血病生存就意味着长期无白血病生存。

▶ 移植后是否需要终身保护？

移植的最终目的在于让患者无白血病生存，最终回归社会，恢复正常的生活和工作。移植后需要保护的患者是因为其免疫功能恢复较慢，一般而言，自体移植需 3～6 个月，异基因移植需 1～2 年。一般建议：自体移植后 6 个月,患者可以逐渐回归工作;异基因移植后 2 年,患者可逐渐回归工作,前提条件是所有免疫抑制剂(包括环孢素、他克莫司、霉酚酸酯等)已经停药。

▶ 移植期间及移植后的饮食有何要求?

移植期间饮食要求比较严格,主要是由于移植期间胃肠道症状比较明显,且白细胞极低,易受感染。饮食的基本原则是:①清淡、易消化;②保证清洁卫生。移植期间饮食以稀饭、馒头、面条为主,胃肠道症状较轻的患者可配以适量蔬菜、水果,禁油腻、辛辣及腌制食品。饮食中加油、糖、盐、醋、酱油、姜、葱等调料是可以的,但油不宜多放,葱、姜等需煮熟。所有餐具均需高压消毒,食品煮熟后需高压灭菌。待血象恢复后逐渐取消高压灭菌(餐具仍建议高温消毒,直至免疫抑制剂停用为止);饮食结构上,根据胃肠道相关症状的改善逐渐增加肉、蛋、奶类食物。服用免疫抑制剂期间禁忌饮酒。血糖高的患者还需遵从糖尿病相关饮食要求。

▶ 移植后饮食方面常见的误区有哪些?

以下为民间流传,并无科学依据。①进食后能补血的食品(补品或保健品):阿胶、红枣、红豆、红糖、当归、黄芪等;②进食后能提升血小板的食品(补品或保健品):花生皮、猪蹄等;③进食后能提升免疫功能的食品(补品或保健品):海参、花胶、蜂蜜、灵芝及相关商品;④因为发性食物而不能进食的食品:葱、姜、蒜、海鲜、牛肉、羊肉。

▶ 移植后是否禁忌食用牛肉、羊肉、海鲜?

血象恢复前,大部分患者由于胃肠道反应无法进食肉类。血象恢复后,如果胃肠道功能恢复,可以进食牛肉、羊肉、海鲜,但需遵从两个原则:①循序渐进,由少到多;②煮熟煮透。

▐▶ **移植后能进食哪些水果？是否需要高压灭菌？**

移植后，在血象恢复前，水果需高压灭菌，血象恢复后无须高压灭菌。最好食用能去皮的水果，如苹果、梨、香蕉、橘子、菠萝等；没有皮，或者有皮但不易洗净的水果，如草莓、葡萄，不建议食用。血糖高的患者应食用含糖量较低的蔬菜和水果，如猕猴桃、黄瓜、西红柿等。

▐▶ **移植后服用补品、保健品、营养品能否促进血象恢复，提升免疫功能？**

不能。

▐▶ **移植后能否看中医"调理"？**

不建议。

▐▶ **移植后能否进行体育锻炼？**

能。一般建议血象恢复后就要进行适度锻炼，由于移植期间绝大部分患者都会经历诸多并发症且长期卧床，建议锻炼由轻到重，从最简单的下床步行开始逐渐增加活动量，达到轻微出汗即可，不宜过度劳累。刚开始锻炼时需要有陪护在场防止晕倒。

▐▶ **脐带血移植能否治疗成人白血病？**

脐带血移植目前最大的问题在于造血干细胞量较少，部分患者的血象难以恢复，但是如果经过严格的配型及移植前筛选，脐带血移植是可以治疗成人白血病的。目前，国内的脐带血移植技术整体尚不成熟，如果准备行脐带血移植的话需要慎重考虑。

▶▶ 脐带血该不该保存？

脐带血库分为两种：私人库和公共库，前者只能用于儿童本人或家庭成员；后者可以通过一定的途径查询并捐献给无血缘关系的患者。留存脐带血肯定是有用途的，但用于儿童本人的概率极低，并且由于疾病因素（如恶性度较高的白血病）等，很多移植需要做异基因移植，自身脐带血移植的可行性不大。所以推荐留存在公共库，为社会做贡献。

▶▶ 孩子得了白血病，再生一个孩子留脐带血是否可行？

这个方案的可行性不大。一是时间问题，急性白血病一般在诊断后 6 个月内接受移植为佳；二是配型问题，同父同母的兄弟姐妹之间全相合的概率是25%，半相合的概率是 50%，还有 25%的可能性是完全不相合，所以并不能保证再生一个孩子就肯定能用上这份脐带血。如果病情急需移植又没有合适的亲缘供者，建议尽早在中华骨髓库及中国台湾慈济骨髓库查询。但是以下情况留存脐带血还是有一定的可行性的：①疾病可以等待，如再生障碍性贫血、地中海贫血、范可尼贫血等；②某些疾病暂时不需要移植，等疾病进展到一定程度才需要移植，如慢性髓细胞性白血病慢性期、骨髓纤维化早期、低危骨髓增生异常综合征等。这些情况下，再生一个孩子留存脐带血仅仅是将其作为"备胎"，当需要行移植时多了一个选择的机会。

急性白血病的分子靶向治疗 ✎
与免疫治疗的相关问题

▶▶ 急性白血病的治疗措施有哪些？它们各自有何特点？

急性白血病是一类造血干细胞的恶性克隆性疾病。目前的治疗手段主要包括化疗、造血干细胞移植、靶向治疗和免疫治疗等。现在多种化学药物联合的化疗方案仍是白血病治疗的主要手段,大部分初诊成人急性白血病患者通过首次诱导化疗可以取得初步缓解。但其引起的骨髓抑制、血细胞恢复期各种并发症及药物的不良反应无法避免,而且原发细胞耐药的问题依旧难以解决。造血干细胞移植是目前治疗白血病最有效的方法,但移植相关并发症和疾病复发仍是面临的主要难题。靶向治疗能针对特定的突变基因型或者信号转导通路产生一定作用,而白血病免疫治疗也已显现出了良好的治疗效果和可控的不良反应。

▍▶ 什么是急性白血病的靶向治疗?

近年来,"精准治疗"的概念比较流行。顾名思义,就是针对每位患者疾病的具体情况进行相对比较准确的治疗。同一种疾病用同样的药物治疗,在不同患者身上取得的疗效也是不尽相同的,这在成人急性白血病患者中尤其明显。如果存在致病的关键基因突变,那么直接采用靶向这个突变基因的药物来治疗,就会直击要害。另外,还存在一些突变,某些治疗方法对其是无效的,但却发现其对另一些治疗手段更加灵敏。基因检测能够方便一部分这样的患者选择更合适的方案, 从而获得更完全的缓解和更理想的生存率。

▍▶ 靶向治疗大致分为哪些类型?

靶向治疗是指在细胞分子水平上针对明确的致癌位点的一种药物治疗方式。根据发病机制设计相应的药物,并通过与致癌位点特异性结合控制病情, 在急性髓细胞性白血病和急性淋巴细胞白血病患者中开展的临床试验得到了广泛的应用。

靶向基因突变的小分子抑制剂主要包括突变 FMS 样酪氨酸激酶 3(FLT3)抑制剂索拉非尼、米哚妥林等,以及靶向异柠檬酸脱氢酶 1 和 2(IDH1 和 IDH2)突变的药物 Ivosidenib 和 Enasidenib;这些药物并没有全部在国内上市,但是各项临床试验已在国内各大医院进行,无论是难治性/复发性髓细胞性白血病的挽救治疗,还是与传统化疗药物联合推向急性髓细胞性白血病的一线治疗,其均初步显示了良好的治疗效果与耐受性。

靶向急性髓细胞性白血病关键信号通路的抑制剂主要包括靶向凋亡途径的抑制剂 Venetoclax,该药物通过抑制一种名为 BCL-2 家族蛋白的表达,从而达到促进肿瘤细胞凋亡、抑制血管新生及改善肿瘤耐药的目的。另一种药物是靶向刺猬(Hedgehog)通路以阻断肿瘤干细胞发育生存从而治疗白血病的 Smoothened(SMO)抑制剂。此类药物突出的特点是总体安全性良好,所以对那些年龄较大、内科基础疾病较多、不能耐受较强化疗的老年患者具有一定治疗潜力。

靶向细胞表面分子的抗体或抗体耦联药物:白血病细胞表面表达特征性抗原分子,以此作为"靶点",设计针对这些特异抗原分子的单克隆抗体,通过抗体与相对应的抗原分子结合,使得自身 T 细胞更容易识别肿瘤细胞,介导的细胞毒性作用或携带放射性物质及细胞毒性药物直接或间接攻击肿瘤细胞而诱导细胞凋亡。这样,肿瘤细胞可以被有选择地杀灭,治疗作用可得到最大限度的发挥,同时减少了传统化疗带来的不良反应。Gemtuzumab Ozogamicin(GO)是一种抗体耦联药物,由具有细胞毒性的卡奇霉素与具有靶向功能的 CD33 单克隆抗体组成。其与标准化疗结合,中低危组患者的中位无事件生存时间明显延长,毒性无增加。另一类研究热点药物就是双功能抗体。在急性髓细胞性白血病,CD123XCD3 双功能抗体、CD33XCD3 双功能抗体治疗复发性急性髓细胞性白血病的可耐受性与抗白血病活性已被证实。更多的靶向肿瘤细胞表面抗原的药物也在进一步研究中。

▶▶ 急性淋巴细胞白血病除了常规化疗以外,是否有新的治疗手段?

免疫治疗出现之前,因为缺乏有效的挽救治疗措施,成人复发性难治性急性淋巴细胞白血病的预后一直较差。免疫治疗出现之后，急性 B 淋巴细胞白血病获得了更好的缓解机会，并可桥接异基因造血干细胞移植，从而达到较理想的长期生存率。

由于抗原分子 CD19 在 B 细胞表面广泛表达，因此针对 CD19 的急性 B 淋巴细胞白血病的免疫治疗开展广泛。美国食品药品监督管理局已批准靶向 CD19 的 Blinatumomab 和嵌合抗原受体 CD19 CAR-T 细胞治疗难治性 / 复发性急性 B 淋巴细胞白血病。Blinatumomab 是 CD3/CD19 双特异性抗体，连接 T 细胞和 CD19 阳性白血病细胞，通过 T 细胞攻击表达 CD19 的靶细胞并使之溶解，达到治疗白血病的目的。双特异性抗体及 CAR-T 这两种靶向 CD19 的免疫治疗应用于难治性 / 复发性急性淋巴细胞白血病获得了良好的疗效，其脱靶作用有限而且不良反应可耐受。

▉▶ 到底什么是双特异性抗体？它怎么达到清除白血病细胞的作用？

普通的肿瘤治疗性抗体，只能结合肿瘤细胞表面单一的抗原，其结合特异性相对较低，容易发生脱靶效应。双特异性抗体是含有两种特异性抗原结合位点的人工抗体，能在肿瘤细胞和杀伤肿瘤细胞的功能细胞之间架起桥梁，激发免疫反应，在肿瘤的免疫治疗中具有广阔的应用前景。

双特异性抗体能同时结合两个抗原表位，例如已上市的双抗 Blincyto，能够同时结合 CD3 和 CD19 分子，即同步结合效应细胞和靶细胞，形成免疫突触，在 T 细胞受体活化，释放颗粒酶和穿孔素，使肿瘤细胞裂解，因此又被称为 BITE。大部分双抗都属于此类型，即 T 细胞募集型，包括 T 细胞募集位点（CD3）和 NK 细胞募集位点（CD16），而靶点通常位于肿瘤细胞。还有其他类型双抗可以结合双靶点位点（如 VEGF-PDGF），抑制两条信号通路，减少耐药发生。

▌▶ 双特异性抗体的疗效如何？治疗的不良反应有哪些？

以 CD3/CD19 双特异性抗体为例，Blinatumomab 治疗难治性 / 复发性急性 B 淋巴细胞白血病，因为其可快速从体内消除，为了维持抑制 B 细胞的有效药物浓度，所以需要持续 4 周静脉输注给药，然后停药 2 周。为了既能减少首剂效应对细胞因子升高的影响，又能达到完全 B 细胞耗竭，起始使用剂量为每天 9 μg，1 周后加至足量（每天 28 μg）。但是在微小残留病阳性的患者中，因为基线肿瘤负荷（至少 3 种强化化疗方案治疗之后，骨髓原始细胞 <5%）低于难治性 / 复发性急性淋巴细胞白血病患者，无须使用分步剂量方案。因此，微小残留病阳性急性淋巴细胞白血病患者的有效剂量是 28 μg/d。

关于此双抗的疗效，在已经完成的临床研究中，治疗两个周期的血液学完全缓解率和血液学部分缓解率分别是 43% 和 69%，总体的中位生存期是 9.8 个月，48.1% 的缓解者的缓解期超过 1 年。另外，对于 Ph 阳性急性淋巴细胞白血病患者、至少接受过一种第 2 代酪氨酸激酶（达沙替尼、尼洛替尼、博舒替尼、普纳替尼）治疗后出现复发或难治或者无法耐受第 2 代酪氨酸激酶的患者，以及甲磺酸伊马替尼不耐受或难治患者，36% 的患者在前两个周期取得了血液学完全缓解和血液学部分缓解，而且大部分获得了深度的微小残留病缓解。

关于双抗治疗中出现的不良事件，主要是发热、头痛、恶心、贫血和腹泻。三级以上的不良反应主要是发热性中性粒细胞减少、贫血、淋巴细胞减少、发热、肺炎和败血症。细胞因子释放综合征和神经毒性较 CAR-T 细胞治疗发生率低且程度轻。

▌▶ 什么是 T 淋巴细胞，它如何发挥作用？

T 淋巴细胞是人类免疫细胞中的重要成员之一。T 淋巴细胞生成于骨髓，人出生后不久 T 淋巴细胞就会被送至胸腺，在胸腺经过再次发育，形成包括成熟 T 细胞在内的各种 T 淋巴细胞，被释放入血液，并流动至脾脏、淋巴结等外周免疫器官，以发挥细胞免疫和免疫调节功能。T 淋巴细胞是抵抗外来异物的最强有力"军队"，相当于我们人体的"国防部队"。它们与外源性靶细胞特异性结合，直接杀灭靶细胞，同时释放细胞因子，招募其他免疫细胞共同抵御外敌，扩大和增强免疫效应。

▶ T 淋巴细胞都包括什么类型？他们都有什么功能？

T 淋巴细胞（简称 T 细胞）群体比较复杂。由于 T 细胞自身的不断更新，所以人体内可同时存在各个发育阶段和不同功能的亚群，这就是患者化验单里的淋巴细胞亚群。淋巴细胞亚群包括了调节性 T 细胞、辅助性 T 细胞、细胞毒性 T 细胞和记忆性 T 细胞等亚群，它们各司其职，分别发挥调节机体免疫反应、激活其他免疫细胞、消灭带有异常抗原靶细胞以及启动再次免疫应答等作用。

▶ B 淋巴细胞和 NK 细胞在人体免疫中发挥什么作用？

另一种淋巴细胞是 B 淋巴细胞，它主要负责机体的体液免疫。B 淋巴细胞受到外来抗原的刺激后会产生一系列的反应，在 T 细胞的帮助下，B 淋巴细胞活化、增殖并发育成熟为能够合成各种免疫球蛋白（即抗体）的浆细胞。这个机制让 B 淋巴细胞能够产生多种多样的抗体来应对不同的病原体，这就是 B 淋巴细胞发挥免疫功能的强大武器。NK 细胞存在于人体的脾脏和外周血，当接触到肿瘤细胞的部分细胞因子时，NK 细胞就会即刻投入对抗肿瘤细胞的战斗。相对于 T 淋巴细胞与 B 淋巴细胞，NK 细胞发挥抗肿瘤的作用是最快的。

▶ 什么是 CAR-T 疗法？

CAR-T 疗法，即嵌合抗原受体 T 细胞免疫疗法，英文全称为 Chimeric Antigen Receptor T-Cell Immunotherapy，是一种治疗某些肿瘤的新型精准免疫靶向疗法。通过基因工程和蛋白修饰技术,使 T 细胞携带定位装置 CAR(肿瘤嵌合抗原受体),形成 CAR-T 细胞。CAR-T 细胞可特异性识别体内肿瘤细胞,并通过免疫效应释放多种细胞因子,实现对肿瘤细胞的高效特异性杀伤。T 细胞在体外扩增后回输患者体内,在体内靶向结合肿瘤细胞发挥杀伤作用。CD19 是第一个应用于 CAR-T 疗法的靶抗原。CD19 CAR-T 疗法在国内虽然处于临床试验阶段,但发展较为迅速,并在急性 B 淋巴细胞白血病以及 B 细胞淋巴瘤的治疗中取得了较为满意的疗效。在急性 B 淋巴细胞白血病中,造血干细胞及非造血干细胞均不表达 CD19 抗原,这种高度特异性可以使抗 CD19 的 CAR-T 细胞靶向识别,并杀灭 B 系恶性肿瘤细胞,同时尽量减少对正常组织的损害。因此,CD19 是理想的肿瘤特异性抗原。但在急性髓细胞性白血病领域,CAR-T 细胞治疗面临靶抗原选择的难题及最佳治疗选择期,其研究进展较为缓慢。

▣▶ CAR-T 细胞治疗流程大概是怎样的?

首先,血样采集,分选收集患者的 T 淋巴细胞;其次,在实验室进行 CD19 CAR-T 细胞的制备、鉴定和质量控制;再次,进行 CAR-T 细胞治疗前的化疗,化疗药物(一般为氟达拉滨联合环磷酰胺)可将肿瘤细胞数目降低,从而降低细胞因子风暴发生的概率和严重程度;最后,CD19 CAR-T 细胞回输,等待血象恢复并对症处理相关并发症。

▣▶ CAR-T 细胞治疗的大致疗效如何?

CAR-T 细胞治疗疗效的大部分数据来源于青少年和儿童急性淋巴细胞白血病的治疗。在成人难治性 / 复发性急性 B 淋巴细胞白血病患者,CD19 CAR-T 细胞治疗完全缓解率为 70% ~ 90%,但是其中有 50% 的患者在 1 年内会复发,而且复发患者中有一半是 CD19 阳性的复发,这就要求在 CAR-T 细胞的设计和生产工艺方面需要极大的改善。CAR-T 细胞治疗后超过 5 年不复发的患者比例小于 20%。因此,需要寻找并联合新的靶抗原来克服免疫耐受,或者后期桥接异基因干细胞移植。

▐▶ CAR-T 细胞治疗的不良反应有哪些?

CAR-T 细胞回输后最常见的并发症是感染性发热,一般医务人员会对受试者进行感染情况评估,积极寻找感染灶并对症进行抗感染、补液支持治疗。由于 CAR-T 细胞治疗过程中细胞活化、增殖、杀伤能力大幅度增强,导致多种细胞因子(如白细胞介素 6、干扰素 γ、肿瘤坏死因子 α、可溶性白细胞介素 2 受体)被大量释放到循环系统,引起寒战、发热、肌肉酸痛、低血压、呼吸急促等症状,严重者可导致多脏器功能衰竭或者呼吸窘迫综合征。这就是通常所说的细胞因子释放综合征(CRS),依据临床症状、体征和检测细胞因子水平,采用相应的细胞因子单抗或者激素治疗。一般来说,通常与 CRS 相关的还有神经毒性,表现为精神状态改变、兴奋、失语症或癫痫发作、晕厥等,一旦发生神经毒性,可给予激素对症治疗。CRS 是由 T 细胞、巨噬细胞和肿瘤细胞之间的相互作用引起的反应,因此,出现 CRS 的少部分患者可演变为暴发性噬血细胞淋巴组织细胞增多症(HLH)或巨噬细胞激活综合征(MAS),虽然其治疗同 CRS,但往往需要监测铁蛋白、乳酸脱氢酶、甘油三酯、胆红素及纤维蛋白原等指标。此外,由于 CAR-T 细胞治疗在针对白血病细胞上的靶抗原时,同样也会摧毁正常 B 细胞,所以在 CAR-T 细胞持续存在的情况下,B 细胞的再生将受到抑制,无法产生免疫球蛋白,这就需要检测免疫球蛋白的数量,过少时予以补充,但同时也是反映 CAR-T 细胞持续存在的一个有力证据。

▐▶ 检测不到 CAR-T 细胞意味着疾病复发吗?

在大部分临床试验中,制备完善并回输至患者体内的 CAR-T 细胞数量级为每千克体重 10^6。在体内遇到肿瘤细胞后,CAR-T 细胞继续扩增并杀伤肿瘤细胞，大部分患者在回输后两周骨髓形态学达到完全缓解，甚至微小残留病转为阴性。此时患者体内的肿瘤细胞数量明显减少，没有了靶向的攻击目标，CAR-T 细胞数量也迅速下降，被吞噬细胞清除。剩余的 CAR-T 细胞就转变为前面提到的记忆性 T 细胞。这群 T 细胞由于数量少而不能被流式细胞仪检测到，所以在 CAR-T 回输后 4 周左右，通过流式细胞仪无法检测到外周血的 CAR-T 细胞。但这并不意味着白血病就会马上复发。因为记忆性 T 细胞的功能持续存在，一旦 CD19 阳性的肿瘤细胞数量增多，记忆性 T 细胞就会转化 CAR-T 细胞继续攻击肿瘤细胞。所以，只要肿瘤细胞表面不丢失 CD19 抗原，CAR-T 细胞就会持续发挥杀伤作用。

▮▶ CAR-T 细胞治疗能否取代造血干细胞移植？

很多患者想知道，接受了 CAR-T 细胞治疗，到底还需不需要再进行造血干细胞移植。在 CAR-T 细胞治疗的早期，血液肿瘤专家对该疗法是否能取代造血干细胞移植还存在争议。但随着治疗经验的逐渐积累，以及对免疫治疗疗效的长期随访，目前从多国的临床经验来看，单纯 CD19 CAR-T 细胞治疗难治性 / 复发性急性 B 淋巴细胞白血病，一半以上的病例会在 1 年内复发。综合看，1 年内的复发率高达 50%～70%。超过 5 年不复发的患者比例小于 20%。其中大部分是 CD19 阴性复发。因此，CAR-T 细胞不能作为治疗白血病的一个治愈措施，后续的移植和其他抗肿瘤治疗（如多靶点 CAR-T 细胞免疫治疗）是不能被取代的。

▮▶ 不同的患者，如何选择靶向免疫治疗？

无论是双特异性抗体，还是 CAR-T 细胞治疗，每种治疗都有各自的优点和局限性。选择治疗时，医生需要综合考虑患者年龄、健康状况、疾病负荷、受累部位、T 细胞产品生产时间和异基因供体等因素。一部分接受免疫治疗的患者在治疗失败或复发时会丢失 CD19 抗原,导致后续其他 CD19 靶向治疗不再合适。此外,需要关注患者年龄,因为老年患者很难耐受 CAR-T 细胞治疗所致严重的细胞因子释放综合征和神经毒性。但低疾病负荷时,CAR-T 细胞治疗的预期毒性较低,发生频率较低及发生程度较轻,所以 CAR-T 细胞治疗也可用于老年低负荷患者。

另有,急性淋巴细胞白血病累及中枢神经系统的治疗极具挑战性,因为多数药物治疗不能穿透血脑屏障而在脑脊液中达到治疗浓度。CD19 CAR-T 细胞治疗后可在脑脊液中检测到 CAR-T 细胞,发生神经毒性患者的脑脊液 CAR-T 细胞水平较高,这一治疗可根除中枢神经系统白血病。目前,也有数据支持 CD19 CAR-T 细胞有预防中枢神经系统白血病复发的能力。

就单纯 CAR-T 细胞治疗而言,克服 CD19 抗原丢失的方法之一是靶向其他分子抗原,或者与 CD19 联合使用。CD22 是治疗急性淋巴细胞白血病的另一个有前途的靶点。CD22 CAR-T 细胞治疗进展期急性淋巴细胞白血病,包括 CD19 靶向免疫治疗失败患者,缓解率高达 73%,其中包括所有复发时 CD19 阴性急性淋巴细胞白血病患者。

第三章 ◀▮▮

急性髓细胞性
白血病相关问答

成人急性髓细胞性白血病 🖊

▋▋▶ 急性髓细胞性白血病的发病率和患病年龄是多少？

我国白血病的发病率为(3～4)/10万,与亚洲其他国家相似,低于欧美国家。男性较女性为多。急性髓细胞性白血病发病率随年龄增长而增加,西方国家儿童急性髓细胞性白血病占全部白血病的15%～25%,我国20世纪80年代大规模流行病学调查数据显示,急性髓细胞性白血病随着年龄增长发病率上升,50岁开始明显上升,60～69岁达高峰,男性明显多于女性。

我国以急性白血病多见,成人的急性白血病以急性髓细胞性白血病多见,而儿童则以急性淋巴细胞白血病为多。其次为慢性髓细胞性白血病。

▋▋▶ 急性髓细胞性白血病有哪些临床表现？

(1)一般表现。白血病起病急缓不一,起病急者常以高热及严重出血倾向为首发症状。起病缓慢者多为进行性乏力、面色苍白、劳累后心慌气短为首发症状。

(2)贫血。可见于各类型的白血病,尤其是老年急性髓细胞性白血病,不少白血病常以贫血为首发症状。部分继发于骨髓增生异常综合征的急性白血病患者可在确诊前数月或数年先出现难治性贫血。患者往往伴有乏力、面色苍白、心悸、气短、下肢水肿等症状。

(3)发热和感染。发热是白血病最常见的症状之一,半数患者以发热为早期表现,主要原因是感染,可发生在各个部位,如牙龈、肛周、肺部等,感染严重者还可发生败血症、脓毒血症等。感染的病原体以细菌多见,近些年,真菌感染的比例逐渐升高,病毒感染虽较少见但常较凶险。

（4）出血。出血亦是白血病的常见症状，可发生在全身各个部位，以皮肤、牙龈、鼻腔出血最常见，女性可有月经过多。急性髓细胞性白血病 M3 型患者易并发弥散性血管内凝血（DIC）和颅内出血。出血是导致急性白血病患者死亡的主要原因。

（5）白血病细胞浸润的症状和体征。①急性白血病患者常伴有肝大、脾大；淋巴结肿大多见于急性淋巴细胞白血病；②皮肤和口腔：白血病细胞浸润可致牙龈增生肿胀，多见于急性髓细胞性白血病 M5 型；皮肤可出现蓝灰色斑丘疹，部分患者可出现局部皮肤隆起变硬；③眼部：急性白血病可形成粒细胞肉瘤，浸润眼眶部位骨膜，引起眼球突出、复视或失明；④骨与关节：骨与关节疼痛是白血病的重要症状之一，胸骨压痛是急性白血病较典型临床表现；⑤神经系统：主要病变为出血和白血病浸润，表现为头痛、头晕，严重者有呕吐，甚至抽搐昏迷；⑥睾丸：睾丸出现无痛性肿大，多为单侧，常见于患有急性淋巴细胞白血病的儿童和青年；⑦白血病可浸润其他组织器官，肺、心、消化道、泌尿生殖系统等均可受累。

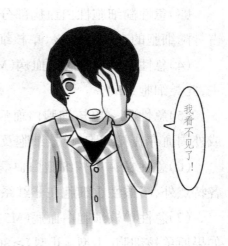

我看不见了！

▶▶ 急性髓细胞性白血病的分类标准是什么？

人类对白血病的认识及分类是一个逐步完善的过程。1976 年，法、美、英三国的 7 位科学家共同对大量白血病患者的骨髓和血液涂片，以光学显微镜下的形态为主，参照细胞化学染色，制定了 FAB 分型标准，标志着现代白血病诊断与分型的开端。随着细胞遗传学及分子生物学的迅猛进展，世界卫生组织于 2001 年推出了造血和淋巴组织肿瘤的诊断与分型标准，即世界卫生组织分类标准，后进行了多次修订。

▶ 什么是急性髓细胞性白血病的 FAB 分型？不同 FAB 亚型的急性髓细胞性白血病疗效有差别吗？

FAB 分型是以骨髓细胞形态学为基础的分型方法，FAB 分型将急性髓细胞性白血病分为以下类型：

（1）急性髓细胞性白血病微小分化型（M0）：原始细胞在光镜下核仁明显，胎质透明，嗜碱性，无嗜天青颗粒及 Auer 小体。

（2）急性髓细胞性白血病未分化型（M1）：未分化原粒细胞（Ⅰ型 + Ⅱ型）占骨髓细胞的 90% 以上。

（3）急性髓细胞性白血病部分分化型（M2）：原粒细胞（Ⅰ型 + Ⅱ型）占骨髓细胞的 30% ~ 89%，单核细胞 < 20%，其他粒细胞 > 10%。

（4）急性早幼粒细胞白血病（M3）：骨髓中以多颗粒的早幼粒细胞为主，此类细胞 ≥ 30%。

（5）急性粒 – 单核细胞白血病（M4）：骨髓中原始细胞 > 30%，骨髓或外周血存在粒细胞、单核细胞及其前体细胞增生的依据。

（6）急性粒 – 单核细胞白血病伴嗜酸性粒细胞增多（M4Eo）：除 M4 各特点外，嗜酸性粒细胞在非红系细胞中 ≥ 5%。

（7）急性单核细胞白血病（M5）：骨髓细胞中原单核、幼单核 ≥ 30%。如果原单核细胞（Ⅰ型 + Ⅱ型）≥ 80% 为 M5a，< 80% 为 M5b。

（8）急性红白血病（M6）：骨髓中幼红细胞 ≥ 50%，非红系细胞中原始细胞（Ⅰ型 + Ⅱ型）≥ 30%。

（9）急性巨核细胞白血病（M7）：骨髓中原始巨核细胞 ≥ 30%。CD41、CD61、CD42 阳性。

在 FAB 分型中，骨髓或外周血原始细胞比例 ≥ 30% 作为急性髓细胞性白血病诊断的基本标准，原始细胞比例为 20% ~ 30% 的患者诊断为转化型骨髓增生异常综合征，但此类患者临床表现以及疾病转归与急性髓细胞性白血病相似，因此世界卫生组织建议将原始细胞比例下调至≥20%，并将其作为急性髓细胞性白血病的诊断标准，这个标准在临床上广泛应用。

▌▶ 什么是急性髓细胞性白血病的世界卫生组织分型？

在2001年3月里昂会议上，国际血液学及血液病理学专家推出一个造血和淋巴组织肿瘤世界卫生组织新分型方案，2016年进行了修订。世界卫生组织将原始细胞≥20%作为急性白血病的诊断标准，分型主要依赖细胞形态、免疫表型和细胞遗传学及分子生物学特征，也综合目前明确的疾病要素制定了急性白血病的诊断分型体系，更为客观和科学地反映了疾病的本质。

（1）急性髓细胞性白血病伴重现性遗传异常。此类疾病从名称上即反映了存在的细胞遗传学和分子学异常。

（2）急性髓细胞性白血病伴骨髓增生异常相关改变。

（3）治疗相关髓系肿瘤。

（4）急性髓细胞性白血病非特指型：此部分基本参考了FAB的分型处理。包括急性髓细胞性白血病微分化型；急性髓细胞性白血病不成熟型；急性髓细胞性白血病成熟型；急性粒－单核细胞白血病；急性原始单核细胞和单核细胞白血病；急性红白血病；急性巨核细胞白血病；急性嗜碱性粒细胞白血病；急性全髓白血病伴骨髓纤维化。

（5）髓系肉瘤。

（6）唐氏综合征相关性骨髓增殖。

▌▶ 急性髓细胞性白血病的血常规有什么特点？

大多数患者白细胞数增多，疾病晚期白细胞数增多更显著。最高者可超过$100 \times 10^9 / L$，称为高白细胞性白血病。也有不少患者的白细胞计数在正常水平或减少，低者可低于$1.0 \times 10^9 / L$。血片分类检查原始和（或）幼稚细胞一般占30%～90%，甚至可高达95%以上，但白细胞不增多性病例的血片上很难找到原始细胞。白血病患者有不同程度的正常细胞性贫血，少数患者血片上的红细胞大小不等，可找到幼红细胞。约50%患者的血小板低于 $60 \times 10^9 / L$，晚期血小板往往极度减少。

▐▶ 急性髓细胞性白血病的骨髓形态有什么特点？

骨髓象有核细胞显著增多，主要是白血病性的原幼细胞。因较成熟中间阶段细胞缺失，并残留少量成熟粒细胞，形成所谓"裂孔"现象。正常的幼红细胞和巨核细胞减少。约有10%急性髓细胞性白血病骨髓增生低下，称为低增生性急性白血病。白血病性原始细胞形态常有异常改变，例如胞体较大、核浆比例增加、核的形态异常（如切迹、凹陷、分叶等）、染色质粗糙、排列紊乱、核仁明显、分裂象易见等。Auer 小体较常见于急性髓细胞性白血病，但不见于急性淋巴细胞白血病。因而 Auer 小体有助于鉴别急性淋巴细胞白血病和急性髓细胞性白血病。

▐▶ 急性髓细胞性白血病为什么要进行染色体检查？染色体检查有什么特点？

人体的遗传信息均由位于细胞核的染色体决定，更精确的遗传信息由位于染色体上某一部位的相应基因决定。大量的循证医学证据证实，部分急性髓细胞性白血病具有特殊的染色体改变，且具有指导治疗及判断预后的价值。例如，急性髓细胞性白血病的 M2b、M3、M4Eo 具有特殊的染色体改变，世界卫生组织分型中将这三种具有特殊染色体改变的急性髓细胞性白血病定位为预后良好的白血病。尤其是 M3 型，可无须进行造血干细胞移植，就有可能治愈。此外，染色体核型也是急性髓细胞性白血病预后风险分层体系中的重要检查指标，临床医生可以通过预后风险分层体系，对患者进行个体化方案制订，提高治疗有效率。

▮▶ 急性髓细胞性白血病为什么要进行特殊基因检查？目前要进行哪些基因检查？

进行特殊基因检查的目的与进行染色体检查的目的是一致的，前面已经阐述。急性髓细胞性白血病常规要检查的融合基因有AML-1-ETO、PML-RARA 及其变异型、CBFB-MYH11。具有这三种融合基因的急性髓细胞性白血病预后良好，尤其是 M3 型，有治愈的可能。随着分子生物学的进展，除了要检测上述三种融合基因外，目前还要检测一些其他基因突变来判断预后及指导治疗，主要有 FLT3、C-kit、CEB-PA、DNMT3A、NPM1、IDH、WT1、TP53、ASXL1、RUNX1、MLL 等。

▮▶ 为什么要检测急性髓细胞性白血病的免疫分型？其免疫分型有什么特点？

在白血病的诊断历史上，骨髓形态学曾经占主导地位，但在实际操作中，由于人为的主观因素，不同的医生可能给予不同的诊断，诊断符合率最多为 60%。同时，急性髓细胞性白血病 M0 型有时很难与急性淋巴细胞白血病在形态学上进行鉴别，而免疫分型技术可以不受人的主观因素影响，弥补形态学诊断的不足，并且诊断急性混合细胞白血病只能依靠免疫分型技术。免疫分型具有很高的特异性、敏感性、客观性。

▮▶ 什么是原发性和继发性急性髓细胞性白血病？

如果没有特殊说明，急性髓细胞性白血病就是原发性的。继发性髓细胞性白血病是一种可辨认的急性白血病亚型，继发于化疗、放疗，或者有肯定的环境或职业接触史。其起病较慢，有明显的原发病病史、化学药物使用和（或）放疗史。约 70%继发于使用烷化剂或放疗后患者，烷化剂诱导的白血病发病率在治疗后 2 年开始升高，高峰为治疗后 5～10年，15～20 年后降至正常人群水平。部分患者有白血病前期骨髓增生异常综合征的表现,但通常持续时间短暂。患者有乏力、疲倦等贫血相关症状,可伴有皮肤瘀点、瘀斑、鼻出血等出血症状,可有发热但无明显感染征象;鬼臼毒素类(VP16 或 VM26)或其他的拓扑异构酶Ⅱ抑制剂导致的继发性白血病常无前期骨髓增生异常综合征表现。

▐▶ 急性髓细胞性白血病的不良预后因素有哪些?如何进行预后分层?

急性髓细胞性白血病的不良预后因素有:①年龄≥60 岁;②此前有骨髓增生异常综合征或骨髓增殖性疾病(MDS/MPN)的病史;③治疗相关性或继发性急性髓细胞性白血病;④发病时高白细胞,白细胞数≥100×10^9/ L;⑤合并中枢神经系统白血病;⑥伴有预后差的染色体核型或分子学标志;⑦诱导治疗两疗程未达完全缓解。

目前预后分层主要依据染色体核型及分子学标志进行,分为预后良好组、预后中等组及预后不良组。

▐▶ 如何治疗低危组、中危组、高危组急性髓细胞性白血病?

根据国际上的治疗经验及循证医学的证据,低危组的患者通过规范化的化疗就可使患者长期生存,达到与造血干细胞移植相似的疗效;高危组的患者通过诱导化疗获得缓解后,需要进行造血干细胞移植治疗,否则患者很容易复发;对于中危组患者治疗方式的选择,目前还无统一的结论,一般来说,如果有相合的同胞供者,建议进行造血干细胞移植。

▐▶ 急性髓细胞性白血病的化疗为何采取联合用药?

联合用药也就是联合化疗,是急性髓细胞性白血病现代治疗的主要手段和方法。联合化疗可以最大限度地杀灭白血病细胞,使患者尽快达到完全缓解;联合化疗还可以减少单一药物治疗导致的白血病细胞耐药,可以达到更佳的效果。

▶▶ 急性髓细胞性白血病治疗分为几个阶段？

急性髓细胞性白血病的治疗分为两个阶段。第一阶段是诱导治疗，目的是杀灭白血病细胞，恢复正常造血，达到完全缓解。第二阶段是缓解后治疗，包括巩固、强化、维持治疗和髓外白血病防治以及造血干细胞移植治疗。目的是清除残余的、常规检查方法不能发现的白血病细胞，以减少复发，争取长期生存。

▶▶ 急性髓细胞性白血病诱导治疗如何进行？

诱导治疗是控制病情的第一步，受许多因素的影响，如年龄、有影响身体状况的并发症和前期骨髓增生异常病史等。目前，初诊成人非 M3 的急性髓细胞性白血病诱导化疗的方案组成以蒽环类药物联合阿糖胞苷为基础，常用的有去甲氧柔红霉素（IDA）或柔红霉素（DNR）+ 阿糖胞苷（Ara-C）组成的 IA/DA 3+7 方案，也可在 IA/DA 3+7 方案基础上联合靶向药物。此外，高三尖杉酯碱是具有显著中国特色的白血病化疗药物，国内常见的诱导治疗方案还有高三尖杉酯碱 + 阿糖胞苷的方案，诱导缓解率与柔红霉素 + 阿糖胞苷（DA）方案相似，耐受性良好。中国医学科学院血液病医院采用将高三尖杉酯碱引入 DA 方案中，进一步提高了缓解率，副作用无显著增加，目前已成为国内部分医院的标准诱导治疗方案。

▶▶ 急性髓细胞性白血病诱导治疗有什么注意事项？

急性髓细胞性白血病的诱导治疗是所有治疗的第一步，非常关键。保证诱导治疗的成功可以为后续治疗打下坚实的基础。注意事项主要包括两方面：第一方面，患者突然得知自己患有白血病，并且需要化疗，内心非常恐惧，所以要对患者进行心理

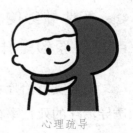

心理疏导

89

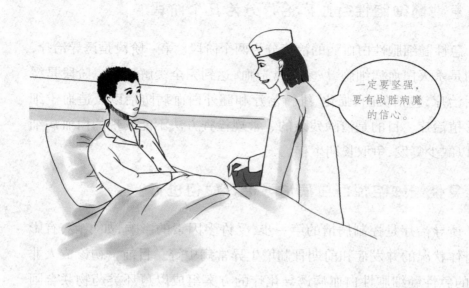

一定要坚强，要有战胜病魔的信心。

疏导，鼓励他们要坚强，要树立战胜病魔的信心；第二方面，要听从医护人员的建议，坚持漱口、坐浴，积极预防感染等并发症，配合治疗。

▶▶ 急性髓细胞性白血病诱导治疗的缓解率是多少？

随着肿瘤治疗方案的优化组合、新药的不断出现、支持治疗的加强（包括高效抗生素、成分输血和造血生长因子的应用），以及对白血病生物学特性的认识提高，急性髓细胞性白血病诱导治疗的缓解率也有了大幅度提高。目前，儿童和 60 岁以下成人急性髓细胞性白血病诱导治疗的完全缓解率均为 60%～85%。

▶▶ 急性髓细胞性白血病诱导治疗的死亡率是多少？死亡的主要原因是什么？

随着支持治疗手段的不断提高，诱导治疗的死亡率大幅降低，目前诱导治疗的死亡率在 5% 以下。死亡的主要原因是感染。

▐▶ 急性髓细胞性白血病诱导治疗需要多长时间？

一般需要 3～4 周，其中应用化疗药物的时间为 1 周左右，随后的 2～3 周为骨髓抑制期。如果患者合并严重感染，或者骨髓抑制严重，造血恢复比较慢，可能需要更长时间。

▐▶ 急性髓细胞性白血病诱导治疗方案有哪些？

急性髓细胞性白血病最经典的诱导治疗方案是柔红霉素与阿糖胞苷组成的DA3+7 方案，还有 HA 方案（高三尖杉酯碱＋阿糖胞苷）、HAD 方案（高三尖杉酯碱＋阿糖胞苷＋柔红霉素）、DAT 方案（柔红霉素＋阿糖胞苷＋6－巯基嘌呤）、IA 方案（去甲氧柔红霉素＋阿糖胞苷）、MA 方案（米托蒽醌＋阿糖胞苷）等。

▐▶ 急性髓细胞性白血病诱导治疗缓解后需要巩固治疗吗？为什么？

急性髓细胞性白血病诱导治疗后必须进行巩固治疗。患者进行诱导治疗后，虽然取得了缓解，但是体内仍残存着白血病细胞，这些白血病细胞具有极强的生命力，可谓"星星之火，可以燎原"，如果不能把它们斩草除根，则疾病很容易复发。所以只有经过巩固治疗，最大限度地消灭体内残留的白血病细胞，才能提高长期生存率，甚至治愈疾病。

▐▶ 急性髓细胞性白血病巩固治疗方案有哪些？每次巩固治疗的周期是多长？需要几次巩固治疗？

归纳起来有以下几种：①巩固化疗与诱导缓解治疗方案可以相同，也可不同；②常规剂量联合化疗巩固后予维持治疗（骨髓抑制相对较轻），延长治疗周期；③含中等剂量或大剂量阿糖胞苷的方案；④大剂量治疗，并予自体造血干细胞支持；⑤异基因造血干细胞移植。目前中国医学科学院血液病医院采取国际上最先进的预后分层治疗策略，对于预后良好的非 M3 的患者给予含有 2~3 个周期中、大剂量阿糖胞苷为主的化疗，共计 3 个疗程的巩固治疗，每个巩固周期大约 3 周。对于高危患者，诱导治疗缓解后应尽快进行异基因造血干细胞移植。对于中危患者，如有合适供者，应做造血干细胞移植治疗，若条件不具备，则给予化疗。

▶▶ 急性髓细胞性白血病诱导治疗和巩固治疗的间隔时间多长？

急性髓细胞性白血病患者诱导治疗取得完全缓解后，如果患者身体条件许可，应尽快进行巩固治疗。一般来说，诱导治疗结束，患者血象恢复正常，应在两周内进行巩固治疗。

▶▶ 急性髓细胞性白血病需要接受多少次腰椎穿刺治疗？

诊断为中枢神经系统的白血病患者，每周 2 次鞘内注射化疗药物直至脑脊液正常，以后每周 1 次，持续 4~6 周。没有中枢神经系统白血病的患者，应从获得完全缓解开始，每疗程 1~2 次腰椎穿刺＋鞘内注射，共 4~6 次。以后出现神经系统症状者应再次做腰椎穿刺治疗。

▶▶ 急性髓细胞性白血病化疗的风险和并发症是什么？

对于急性髓细胞性白血病患者，如果不进行化疗，生存期为 3~6 个月。如果进行化疗，则可显著延长患者的生存期，甚至治愈。但是化疗是一把双刃剑，化疗除了杀伤白血病细胞外，也会对其他脏器造成损害。主要为：①消化道症状，如食欲减退、恶心、呕吐、腹泻、便秘等；②骨髓抑制。化疗后患者的白细胞、红细胞、血小板会显著降低，患者会出现严重感染、贫血及出血等；③心、肺、肝、肾功能的损害；④皮肤损害，包括皮疹、色素沉着、指甲改变、脱发等。大多数情况下这些风险和并发症是可控的。

▌▶ 急性髓细胞性白血病有靶向药物吗？

急性髓细胞性白血病是一种异质性疾病，发病原因还不清楚，各型白血病的机制还有待阐明，因此还没有针对致病基因的有效治疗方法。目前也出现了一些针对某些发病机制的药物，如 FLT3 抑制剂、CD33 单克隆抗体、IDH1 抑制剂、BCL2 抑制剂等。不过随着白血病基础研究的进展，急性髓细胞性白血病的靶向治疗已现曙光。

▌▶ 急性髓细胞性白血病有口服药物治疗方案吗？

急性髓细胞性白血病仍然以静脉输注化疗药物作为主要的治疗方式，也有一些口服的化疗药物，如羟基脲等，但口服药物主要是控制过高的白血病细胞增殖。近年来，随着新型靶向药物的研发，出现了口服新型靶向药物，如 BCL2 抑制剂、FLT3 抑制剂等，但大多仍需联合常规化疗。

▌▶ 急性髓细胞性白血病需要维持治疗吗？怎样进行维持治疗？

根据循证医学的证据，急性髓细胞性白血病除 M3 型外，在诱导治疗和巩固治疗结束后，不再要求进行维持治疗。但是，要定期进行骨髓复查，如果发现有复发的趋势，需要马上进行干预治疗，如果没有，则定期复查，不需要维持治疗。

▌▶ 急性髓细胞性白血病治疗结束后多长时间复查 1 次？一共复查多久？

一般来说，急性髓细胞性白血病治疗结束后每 3 个月复查 1 次；如果为持续完全缓解状态，自治疗开始 3 年后改为每 6 个月复查 1 次；如果仍维持完全缓解状态,5年后可无须定期复查。如果在复查期间,任何方式(染色体、融合基因、流式等)检测到的白血病微小残留病增高,则需在1个月内再次检查,医生根据检查结果采取不同的治疗策略。

▮▶ 急性髓细胞性白血病复查项目有哪些?

主要包括两方面:第一方面是针对外周血,主要是血细胞分析(血常规),看一下外周血细胞计数是否在正常范围。这是最简单、最容易操作的,患者可以在社区医院进行;第二方面是针对骨髓,也就是骨髓穿刺检查。要复查的内容包括骨髓细胞的形态学,既往有染色体或基因异常的需要复查,同时需要通过监测流式细胞残留及相关融合基因等来监测疾病变化。

▮▶ 什么是急性髓细胞性白血病微小残留病? 包括哪些监测指标?

经化疗诱导治疗完全缓解后,急性髓细胞性白血病患者的白血病细胞在体内残留仍高达 $10^8 \sim 10^{10}$,我们称之为微小残留病。这些残留的白血病细胞虽然数量较发病时明显下降,但却是体内安放的"定时炸弹",如果不能把它们进一步消灭,它们很快就会卷土重来,导致患者骨髓复发,治疗失败。目前,对这些微小残留病的监测包括:多参数流式检测、RT-PCR检测及其他一些检测手段。需根据患者具体疾病类型进行选择。

▮▶ 急性髓细胞性白血病微小残留病阴性和阳性有什么意义?

急性髓细胞性白血病微小残留病阴性意味着患者体内的白血病细胞非常少,目前常规检测方法无法检测出,患者目前是安全的,疾病的复发可能性很小。其阳性意味着患者体内还存在一定数量的白血病细胞,当患者机体免疫力比较低时,它们就会"兴风作浪,卷土重来",导致疾病复发。遇到这种情况,临床医生会及时进行干预,把它们消灭在萌芽状态,防止疾病复发。

▐▶ 如何看懂急性髓细胞性白血病复查结果?

第一,看血常规。主要关注白细胞、红细胞、血红蛋白及血小板的数值是否正常。一般来说,所有的化验单都会给出一个参考范围,看看自己的结果是否在参考范围以内。第二,看骨髓穿刺报告。主要看最后的结论,是完全缓解还是复发。第三,看一些流式残留病、相应疾病的染色体及融合基因的结果。在流式残留病的结论中, 给出的百分比越低越好,如异常髓系原始细胞 < 0.01% 就是很好的结果。如果染色体的结论是正常核型, 就是好的结果。在融合基因中, 如果是 M3, 要求 PML-RARa 为阴性或者是 0; 如果是 M2b、M4Eo, 则 AML-1-ETO、CBFB-MYHII < 0.01% 是好的结果。

▐▶ 急性髓细胞性白血病在什么情况下算是治愈?

急性髓细胞性白血病治疗取得完全缓解后,5 年内不复发, 我们称为长期生存,即可认为临床治愈。

▐▶ 急性髓细胞性白血病需要做移植吗?

造血干细胞移植仍然是可以治愈白血病的方法, 但是造血干细胞移植的副作用也很大,移植相关死亡率比较高。目前,根据急性髓细胞性白血病的危险度预后分层,对于低危组的患者,通过规律化疗就可让患者长期生存,取得与造血干细胞移植治疗相当的疗效,如 M2b、M4Eo 等类型。对于 M3 这样的类型,应用维 A 酸、亚砷酸的治疗,患者的疗效要好于造血干细胞移植。可见,并不是所有的急性髓细胞性白血病都需要做移植。

▌▶ 哪些急性髓细胞性白血病需要进行移植？

急性髓细胞性白血病虽然都是恶性疾病，但它们的恶性程度也不完全一样。基于循证医学的证据，我们对急性髓细胞性白血病进行危险度分层，根据分层，再决定是否需要进行移植。中危组患者是否需要移植目前尚无统一结论，如果有相合的同胞供者，建议其进行造血干细胞移植；高危组患者在行诱导化疗获得缓解后，需要进行造血干细胞移植，否则很容易复发。

▌▶ 骨髓移植需要做什么准备？

骨髓移植是一项系统工程。第一，患者至少要达到血液学完全缓解，身体状况适合移植。第二，要有合适的供者，并且供者同意进行造血干细胞捐献。第三，要有充足的资金，在移植前、移植中及移植后，患者需要花费大量的资金。第四，提高患者的心理素质，患者要经历大剂量的化疗，身体要承受食欲差、口腔溃疡、感染等各种相关症状，同时移植要在层流洁净病房中进行，没有家属陪伴，心理上会比较孤独。因此，患者应该树立战胜疾病的信心，积极与医护人员及家属沟通，积极配合治疗。

▌▶ 急性髓细胞性白血病什么时候行移植治疗合适？

对于高危组的急性髓细胞性白血病患者，第一次完全缓解后，应尽快行造血干细胞移植治疗，而不应该等到复发，取得第二次完全缓解后再进行移植。因为高危组的患者缓解期比较短，很容易复发，如不及时移植，骨髓一旦复发，再次缓解的概率明显降低，患者会丧失移植的机会。

▌▶ 急性髓细胞性白血病的移植方式有哪些？

（1）根据造血干细胞来源分类：骨髓移植、外周血造血干细胞移植及脐带血造血干细胞移植。

（2）根据免疫学分类：自体造血干细胞移植、异基因造血干细胞移植等。

（3）根据血缘关系分类：有亲缘性造血干细胞移植、非亲缘性造血干细胞移植。

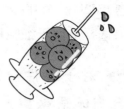

造血干细胞移植

▮▶ 不同移植方式的效果有何差异？移植方式是否与并发症的发生相关？

（1）根据干细胞采集方式分为：①骨髓移植。在手术室进行全身麻醉或者硬膜外麻醉捐献骨髓。痛苦较大，对供者的心理也会造成负担，有一定的风险；②外周血造血干细胞移植。通过外周血采集造血干细胞，简单易行，风险小，供者基本无痛苦，但需要细胞分离仪等设备；③脐带血造血干细胞移植。脐带血资源丰富，采集过程对母亲和胎儿均无风险，不涉及伦理问题。但脐带血中造血干细胞数量较少，限制了在成人患者中的应用。

（2）根据供者的来源分为：①自体造血干细胞移植。干细胞来源于患者自身，无供者限制，移植相关死亡率低，并发症少，无移植物抗宿主病，移植后生活质量好。但无移植物抗肿瘤效应，复发率高；②异基因造血干细胞移植。干细胞来源于正常供者，有移植物抗肿瘤效应，复发率低，长期无病生存率高。但供者来源有限，易发生移植物抗宿主病，并发症多，移植相关死亡率高，患者年龄受限。

▮▶ 急性髓细胞性白血病能治愈吗？治愈比例是多少？

前面提到，急性髓细胞性白血病治疗取得完全缓解后，5年内不复发，我们称为长期生存（临床治愈）。总体来讲，20%～40%的急性髓细胞性白血病患者可以治愈。如果把急性髓细胞性白血病进行危险度分层，对于预后好的急性髓细胞性白血病，如M3型，90%的患者可以治愈。M2b 或 M4Eo 型，超过 50% 的患者可以治愈。对于中高危的患者，如果选择造血干细胞移植治疗，有 40%～50% 的患者可以治愈。

▌▌▶ 对于急性髓细胞性白血病，应用免疫生物学疗法是否会有明显效果？

目前，急性髓细胞性白血病的免疫生物学疗法主要是 CART 治疗及 GO 单抗，这是治疗急性髓细胞性白血病的一个方向和趋势，随着研究的深入，我们离免疫生物学疗法的临床应用成功会越来越近。

▌▌▶ 什么是难治性急性髓细胞性白血病？哪些因素会导致难治性急性髓细胞性白血病？

难治性急性髓细胞性白血病是指：①标准方案诱导化疗两个疗程未获完全缓解；②第一次完全缓解后 12 个月内复发；③第一次完全缓解后 12 个月后复发，经原方案再诱导化疗失败；④两次或两次以上复发；⑤髓外白血病持续存在。

导致难治性急性髓细胞性白血病的主要因素是白血病细胞耐药，包括原发性耐药（化疗前即存在的耐药性）和继发性耐药（反复化疗诱导白血病细胞对化疗药物产生耐药性）。

▌▌▶ 难治性/复发性急性髓细胞性白血病如何治疗？

其治疗方法如下：①应用无交叉耐药的新药组成联合化疗方案；②含中、大剂量的阿糖胞苷组成的联合方案；③造血干细胞移植；④应用耐药逆转剂；⑤应用新的靶向治疗药物或生物治疗等。

▌▌▶ 急性髓细胞性白血病骨髓缓解，但是脑脊液中发现白血病细胞是什么原因？如何治疗？

急性髓细胞性白血病骨髓缓解，但脑脊液中发现白血病细胞，这种情况为中枢神经系统白血病,也就是出现了髓外复发。需要进行腰椎穿刺＋鞘内注射进行治疗:每周2次鞘内注射化疗药物直至脑脊液正常,以后每周1次,持续4~6周。脑脊液复发患者绝大多数会出现骨髓复发,因此,在治疗中枢神经系统白血病的同时,应当予以系统化疗避免骨髓复发。

老年急性髓细胞性白血病

▓▶ 老年急性髓细胞性白血病有什么特点?

老年急性髓细胞性白血病FAB亚型的分布和年轻患者没有区别,但随着对其分子生物学、遗传学研究的深入,发现老年急性髓细胞性白血病患者与年轻患者存在明显不同,具有一些独特之处。

(1)年龄本身即是急性白血病治疗效果的一个重要而独立的预后因素。

(2)老年人大多一般情况较差,常合并心、肝、肾等重要脏器疾病。许多脏器的生理功能开始减弱,许多药理学参数发生改变,治疗相关毒性增加。

(3)继发于骨髓增生异常综合征的比例较高,或无骨髓增生异常综合征病史但伴随骨髓三系病态造血的比例较高。

(4)老年患者进行化疗导致骨髓抑制后再生恢复的能力减弱,抑制期相关并发症发生率增加。对感染等并发症的耐受性差,治疗相关死亡率明显增加。

(5)预后不良的染色体核型在老年患者中常见,而预后较好的染色体核型在老年患者中少见。

(6)老年患者的白血病细胞对标准化疗耐药率较高。

▮▶ 如何对老年急性髓细胞性白血病进行诱导治疗？

由于老年急性髓细胞性白血病患者大都身体状况较差,常合并心、肝、肾等重要脏器疾病,在选择诱导治疗方案时首先要评估患者的身体状况,进行个体化治疗。对于身体状况较好的患者,可以选择标准剂量的诱导治疗方案,如 DA3+7 方案,争取患者取得完全缓解。对于身体状况较差的患者,可选择降低剂量的诱导治疗方案,如 CAG(阿克拉霉素 + 阿糖胞苷 + G-GSF)方案、HAG(高三尖酯碱 + 阿糖胞苷 + G-GSF)方案,或者选用去甲基化药物进行单药治疗,如地西他滨、阿扎胞苷等。

▮▶ 老年急性髓细胞性白血病诱导治疗的缓解率是多少？

同年轻患者相比,老年急性髓细胞性白血病患者的诱导治疗完全缓解率较低。曾有报道:50～59 岁的完全缓解率为 68%,60～69 岁为 52%,70～75 岁为 39%,75 岁以上仅为 22%。

▮▶ 老年急性髓细胞性白血病诱导治疗的死亡率是多少？死亡的主要原因是什么？

老年急性髓细胞性白血病诱导治疗的死亡率较高,诱导治疗相关死亡率为 14%～26%,死亡的主要原因是感染及脏器功能的损害或衰竭。

▮▶ 老年急性髓细胞性白血病患者的化疗风险和并发症与年轻患者有什么不同？

老年患者常合并心、肝、肾等多种重要脏器疾病,骨髓再生能力减弱,骨髓抑制期时间长,身体储备较差,对化疗的耐受程度远远低于年轻患者。因此,老年急性髓细胞性白血病患者的化疗风险和发生并发症的可能性远高于年轻患者。

▐▶ 老年急性髓细胞性白血病患者诱导治疗缓解后需要进行巩固治疗吗？

老年急性髓细胞性白血病患者诱导治疗取得完全缓解后，应该进行巩固治疗，以求治愈或延长患者生存时间，但治疗的强度及疗程要因人而异，进行个体化治疗。

▐▶ 老年急性髓细胞性白血病能够治愈吗？

传统的化疗模式或者单药应用去甲基化药物治疗是不能治愈老年急性髓细胞性白血病的，但可以延长患者的生存时间。骨髓移植在理论上可以治愈老年急性髓细胞性白血病，但老年患者很难承受其副作用，能进行骨髓移植的老年患者寥寥无几。

▐▶ 老年急性髓细胞性白血病治疗方案有哪些？

老年急性髓细胞性白血病的治疗方案包括：

（1）单纯的支持治疗。如贫血，输红细胞；血小板少，输血小板；白细胞高，降白细胞等。

（2）传统化疗。采用类似年轻患者的方案，剂量和年轻患者相同。目的是争取达到完全缓解，改善长期生存率。

（3）低剂量诱导化疗（以小剂量阿糖胞苷为基础的 CAG 方案、HAG 方案）。

（4）非骨髓抑制性药物（适合于多数老年患者）。

（5）新药物的应用，如地西他滨、阿扎胞苷等。

（6）造血干细胞移植。减低剂量预处理方案的移植可能适合少部分老年患者。

▋▶ 老年急性髓细胞性白血病治疗注意事项?

（1）老年急性髓细胞性白血病患者的治疗目的是改善生活质量、延长生存期,而不是单纯追求完全缓解率。

（2）重视支持治疗的重要性。无论采取何种治疗策略,一定要重视支持治疗。在某种程度上,支持治疗对老年患者更重要。

（3）个体化治疗。尽管都是老年患者,但每个人的身体储备和对化疗的耐受性不同,有些老年患者可以进行化疗,有些老年患者进行化疗则弊大于利。因此,要综合评估老年患者的状况,进行个体化治疗。

▋▶ 老年急性髓细胞性白血病能够进行移植治疗吗?

老年急性髓细胞性白血病患者接受移植治疗的病例较少,包括缺乏有关毒性较小的减低预处理剂量的非清髓造血干细胞移植的随机研究,并且尚无有意义的结论指导临床。总之,老年患者身体状况差、并发症多、移植相关死亡率高,移植会弊大于利。

特殊类型急性髓细胞性白血病 ✐

▋▶ 什么是急性髓细胞性白血病 M2b 型?

M2b 型是中国医学科学院血液学研究所血液病医院于 1959 年根据急性髓细胞性白血病病例的形态学特征提出来的。1980 年,其被列入国内急性髓细胞性白血病的分型标准中的一种特殊类型。其特点是粒细胞系统比例明显增多,以异常的中性中幼粒细胞为主。M2b 型急性髓细胞性白血病具有重现染色体易位,即 t(8;21),产生 AML-1-ETO 融合基因。该型白血病对化疗较为敏感,部分患者可获治愈,是急性髓细胞性白血病预后较好的一种疾病类型。

▐▶ 急性髓细胞性白血病 M2b 型能治愈吗？治愈率如何？

急性髓细胞性白血病 M2b 型是预后较好的一种疾病类型，根据危险度分层，属于低危组。部分患者经过化疗是可以治愈的。目前，50%~60%的患者经规律化疗，5年内不会复发。5年后复发的概率很低，则可认为临床治愈。部分 M2b 型患者合并 C-kit 基因突变，属于预后中危组，如果行造血干细胞移植治疗，也有可能治愈。

▐▶ 急性髓细胞性白血病 M2b 型需要移植吗？

根据国际相关指南及循证医学证据，M2b 型白血病属于预后较好的疾病类型，经过规律化疗即可达到与移植治疗相似的疗效。但是，对于伴有 C-Kit 基因突变的中危组患者及经过化疗缓解后又出现复发的患者，建议进行造血干细胞移植治疗。

▐▶ 什么是急性髓细胞性白血病 M2b 型的不良预后因素？

急性髓细胞性白血病 M2b 型如伴有 C-Kit 基因突变，则由低危组转变为中危组，预后不良；经治疗缓解后出现复发的，预后不良；AML-ETO 融合基因定量，下降不明显或者下降后出现升高的，预后不良。

▐▶ 急性髓细胞性白血病 M2b 型的融合基因水平有什么意义？

急性髓细胞性白血病 M2b 型融合基因是监测微小残留病的一种重要方法。它可以判断治疗的疗效，指导治疗方案的选择，及时发现可能复发的患者，提前进行干预。

▐▶ 什么是急性髓细胞性白血病 M4Eo 型？

在急性髓细胞性白血病的 FAB 分型系统中，将伴有嗜酸性粒细胞增多(≥5%)的急性髓细胞性白血病 M4 称为 M4Eo。后来的研究发现，这种类型的白血病具有特殊的重现性染色体异常，即 16 号染色体倒置或自身易位，即 inv（16）或 t（16;16）。这样的染色体易位产生了CBFB-MYH11 融合基因。2016 年，世界卫生组织颁布的造血与淋巴组织肿瘤世界卫生组织新分型方案中，将其命名为急性髓细胞性白血病伴 inv(16)(p13.1;q22)或 t(16;16)(p13.1;q22);CBFB-MYH11。该型白血病患者对化疗敏感,治疗的完全缓解率高。部分患者可获治愈,是急性髓细胞性白血病预后较好的一种疾病类型。

▐▶ 急性髓细胞性白血病 M4Eo 型能治愈吗？治愈率如何？

与 M2b 型相似，急性髓细胞性白血病 M4Eo 型是预后较好的一种疾病类型,根据危险度分层,属于低危组。部分患者经过化疗是可以治愈的。目前,50%～60%的患者经规律化疗后可达到 5 年内不复发,5年后复发的概率会很低(临床治愈)。部分 M4Eo 型患者合并 C-kit 基因突变,则属于中危组,如果行造血干细胞移植治疗,也有可能治愈。

▐▶ 急性髓细胞性白血病 M4Eo 型患者需要移植治疗吗？

M4Eo 型白血病属于预后较好的疾病类型,经过规律化疗即可达到与移植治疗相似的疗效。但是，对于伴有 C-Kit 基因突变的中危组患者,以及经过化疗缓解后又出现复发的患者,建议进行造血干细胞移植治疗。

▐▶ 什么是急性髓细胞性白血病 M4Eo 型的不良预后因素？

急性髓细胞性白血病 M4Eo 型如伴有 C-Kit 基因突变,则由低危组转变为中危组,预后不良;经治疗缓解后又出现复发的,则预后不良;CBFB-MYH11 融合基因定量,下降不明显或者下降后出现升高的,则预后不良。

▶ 急性髓细胞性白血病 M4Eo 型的融合基因水平有什么意义？

急性髓细胞性白血病 M4Eo 型融合基因也是监测微小残留病的一种重要方法。它可以判断治疗的疗效，指导治疗方案的选择，及时发现可能复发的患者，提前进行干预。

第四章 ◀▮

急性早幼粒细胞
白血病相关问答

急性早幼粒细胞白血病
基本概念及病因学

▶ 急性早幼粒细胞白血病发病率是多少？

中国急性早幼粒细胞白血病的发病率约为 0.23/10 万，各年龄阶段均可发病，易见于中青年人，平均发病年龄为 44 岁，儿童及老年患者较为少见。

▶ 急性早幼粒细胞白血病的病因是什么？

人类白血病的确切病因至今尚未明确，但许多因素被认为与白血病的发生有关，主要包括感染、遗传因素、辐射、化学毒物或药物等，而且可能是综合性因素。治疗银屑病的药物如乙双吗啉、乙亚胺等可致白血病发生，类型以急性早幼粒细胞白血病为主。

▶ 急性早幼粒细胞白血病有哪些临床表现？

急性早幼粒细胞白血病的临床表现同其他急性白血病类似，主要为：①骨髓正常，但造血受抑制，临床表现有贫血、出血、继发感染、发热等；②白血病组织器官浸润，临床表现有肝大、脾大和淋巴肿大，骨痛等。其中，严重出血倾向是急性早幼粒细胞白血病主要的临床特征，70%～80%的患者起病时即有出血症状，出血部位以皮肤、黏膜最多见，表现为皮肤出血点、大片瘀斑、鼻出血、齿龈渗血及口腔舌面血泡。严重者可有各种内脏出血，如消化道出血，发生呕血、黑便、血便；泌尿道出血，出现血尿；眼底出血，可致视力减退及视野缺失；颅内出血，常可致命。

▐▶ 急性早幼粒细胞白血病血常规有什么特征？

急性早幼粒细胞发病时白细胞数常偏低或正常，随着疾病进展，多数患者白细胞数常明显升高；外周血涂片可见特征性的颗粒增多的异常早幼粒细胞；多数患者会有不同程度的贫血，出血较重时血红蛋白甚至可低于 50g/L；大多数患者同时伴有血小板减少。

▐▶ 急性早幼粒细胞白血病骨髓形态有什么特征？

急性早幼粒细胞白血病患者骨髓增生极度活跃或明显活跃，以异常的颗粒增多的早幼粒细胞增生为主，分为粗颗粒型及细颗粒型两种。粗颗粒型异常早幼粒细胞核大小及形状不规则，且变化很大，常为肾形或双叶形。胞质特点是浓密甚至融合的大颗粒，部分胞质的粗大颗粒可覆盖在胞核上，有些细胞胞质充满粉尘样颗粒，多数患者胞质中可有束状或"柴捆样" Auer 小体；细颗粒型异常早幼粒细胞胞质中颗粒明显减少或无颗粒，核形主要为双叶形。

▐▶ 急性早幼粒细胞白血病染色体检查有什么特点？为什么要做染色体荧光原位杂交（FISH）检测 PML-RARα？

急性早幼粒细胞白血病患者染色体可出现特殊核型，多为 t(15;17)(q22;q21)。急性早幼粒细胞白血病患者伴有此种特殊染色体易位，可形成 PML-RARα 融合基因，可通过染色体荧光原位杂交技术检测。与染色体核型分析相比，此种技术耗时短、敏感性高，因此通常用该技术诊断及监测本病。少数患者可出现 t（11;17）(q23;q21)、t(5;17)(q35;q21)、t(11;17)(q13;q21)等少见染色体易位类型，染色体荧光原位杂交技术可发现不同伴侣基因与 17 号染色体上 RARα 基因形成特殊融合基因。此外，我们在临床中可发现一部分急性早幼粒细胞白血病患者染色体为正常核型，此时应用染色体荧光原位杂交技术可检测出

RARα 基因的易位,以协助诊断。

▮▶ 急性早幼粒细胞白血病有什么特殊基因检查？其标志基因有几种？

急性早幼粒细胞白血病标志性融合基因为 17 号染色体上 RARα 基因与不同伴侣基因形成融合基因,这也是急性早幼粒细胞白血病的发病基础。临床最常见的是与 15 号染色体上 PML 基因形成 PML-RARα,此类型患者对维 A 酸、砷剂诱导分化治疗极为敏感;其他伴侣基因包括 11 号染色体上的 ZBTB16(亦称 PLZF)基因、11 号染色体的核基质相关基因 (NUMA1)、5 号染色体的核磷素基因 (NPM1)或 17 染色体上的 STAT5b 基因等。即目前除 PML-RARα 常见融合基因外(约占 98%),尚有 PLZF-RARα、NuMA-RARα、NPM1-RARα、STAT5b-RARα 等 12 种罕见类型融合基因报道,其中不同类型融合基因对维 A 酸及亚砷酸治疗反应不同。

▮▶ 急性早幼粒细胞白血病免疫表型有什么特征？

急性早幼粒细胞白血病的免疫表型的典型特征为：低表达或不表达 HLA-DR、CD34、CD11a、CD11b、CD18;均质性强表达 MPO 及 CD33,异质性表达 CD13,有些病例 CD117 弱阳性,CD15 和 CD65 常阴性或弱阳性,而 CD64 常阳性;可伴有 CD2、CD9 表达;约 20% 急性早幼粒细胞患者表达 CD56,常提示预后不良。

▮▶ 急性早幼粒细胞白血病为什么出血表现较其他白血病严重？

促凝物质引起的弥散性血管内凝血, 以及纤溶亢进是导致急性早幼粒细胞性白血病凝血异常的主要机制。急性早幼粒细胞白血病细胞表达两种肿瘤相关促凝物质:组织因子(TF)和肿瘤促凝物质(CP),这两种物质在急性早幼粒细胞性白血病凝血功能异常中发挥直接作用；急性早幼粒细胞白血病高表达的膜联蛋白Ⅱ激活细胞表面 t-PA 依赖的纤溶酶引起原发性纤溶亢进。急性早幼粒细胞白血病的细胞质中，嗜天青颗粒内的酶能够裂解凝血因子及纤维蛋白原，这可能也参与急性早幼粒细胞白血病的出血性事件。同时，几乎所有急性早幼粒细胞白血病患者都有不同程度的血小板减少，进一步加重了出血风险。

急性早幼粒细胞白血病 治疗相关问题

▐▶ 急性早幼粒细胞白血病诱导治疗期间为什么需要反复进行凝血检查？

凝血功能障碍，尤其是纤溶亢进，是急性早幼粒细胞白血病早期出血严重的重要因素。诱导治疗早期，随着白细胞的迅速增高，凝血功能异常会进一步加重，颅脑、消化道等重要器官出血会危及生命。密切监测凝血功能变化，指导凝血因子补充，调整抗凝及抗纤溶等对症治疗，是急性早幼粒细胞白血病诱导治疗成功的重要保证。

▐▶ 急性早幼粒细胞性白血病的危险度分组如何确定？

既往国际上根据患者初诊时白细胞及血小板数值将急性早幼粒细胞划分为低危组、中危组、高危组，不同危险组患者在诱导化疗、巩固化疗及维持治疗中的治疗方案不同。近年来，随着治疗方案的改进，已将急性早幼粒细胞白血病简略分为两组：低危组和高危组，即只根据初诊时白细胞数分组，白细胞数 $< 10 \times 10^9$/L 为低危组，$\geq 10 \times 10^9$/L 为高危组，两组患者在治疗方案及预后方面有所不同。

▐▶ 急性早幼粒细胞白血病治疗分几个阶段？

根据《中国急性早幼粒细胞白血病诊疗指南》，急性早幼粒细胞白血病的治疗大致分为三个阶段，即诱导治疗、巩固治疗及维持治疗。诱导治疗阶段：低危组患者一般选用维A酸联合砷剂（加或不加蒽环类化疗药物）治疗；高危组患者一般选用维A酸＋砷剂＋化疗诱导。巩固治疗阶段：诱导化疗骨髓达完全缓解后，给予巩固治疗，低危组患者一般采用维A酸联合砷剂巩固治疗，若不能耐受砷剂或维A酸，可采用联合化疗替代；高危组患者可选择维A酸＋砷剂或联合化疗方案巩固治疗。关于维持治疗，对于低危组患者，若前期治疗规律、充分，可不予维持治疗；对于高危组患者，建议给予维持治疗，维持治疗时间约2年。

▐▶ 急性早幼粒细胞白血病诱导治疗如何进行？

急性早幼粒细胞白血病起病急，病情凶险，疾病早期死亡率高，因此需要尽早诊断治疗。对于疑似的急性早幼粒细胞白血病患者，可先给予口服维A酸，同时等待检查结果。如确诊为急性早幼粒细胞白血病，继续维A酸治疗，同时再根据危险度分层调整诱导治疗方案，如加用亚砷酸和（或）蒽环类药物。同时，在急性早幼粒细胞白血病患者治疗早期，患者多因凝血功能异常及血小板偏低伴有明显出血倾向，需密切监测凝血功能及血小板数值变化，输注凝血因子、血浆、纤维蛋白原及血小板等以纠正出血。此外，在急性早幼粒细胞白血病患者早期治疗中，大多数患者会出现不同程度诱导分化综合征，通常表现为白细胞明显增高、头痛、胸闷憋气、呼吸困难、原因不明的发热，胸部CT常提示肺部浸润或胸膜腔、心包积液等，严重程度不一，严重者可危及生命，一旦考虑诱导分化综合征可能，需尽早给予糖皮质激素治疗。

▋▶ 急性早幼粒细胞白血病诱导治疗缓解率是多少？

从 20 世纪 80 年代中期起，维 A 酸就开始用于急性早幼粒细胞白血病的诱导分化治疗，对于初发急性早幼粒细胞白血病的诱导治疗缓解率可提高到约 90%，而且维 A 酸的应用减少了急性早幼粒细胞白血病患者因化疗骨髓抑制而引起的感染，降低了弥散性血管内凝血的发生率。90 年代初开始应用亚砷酸治疗急性早幼粒细胞白血病，对于初治的急性早幼粒细胞白血病的缓解率可达 85% 以上，砷剂除了与维 A 酸有类似诱导急性早幼粒细胞白血病细胞部分分化的作用外，体外研究表明，砷剂还可诱导对维 A 酸耐药的急性早幼粒细胞白血病细胞发生凋亡，砷剂的应用可使大多数复发患者获得再次缓解的机会，有效率达 80%，因此砷剂对于难治性 / 复发性患者具有明显的疗效。

▋▶ 急性早幼粒细胞白血病诱导治疗期间死亡的主要原因是什么？

初次诊断明确的急性早幼粒细胞白血病患者在维 A 酸 + 砷剂诱导治疗过程中，死亡率仍较高，死亡主要原因为：①出血，多发生于疾病早期，其原因多为凝血机制障碍、弥散性血管内凝血等增加血小板和凝血因子的消耗，导致患者凝血时间及出血时间延长，因此在诱导治疗期间，通常根据凝血功能检查结果积极补充纤维蛋白原及凝血因子，纠正凝血功能异常；②诱导分化综合征，接受维 A 酸治疗 5 ~ 14 天，大多数患者通常会出现诱导分化综合征，通常表现为白细胞突发增高、头痛、呼吸困难、原因不明的发热、肺部浸润或胸腔积液、心包积液等，严重程度不一，严重者可危及生命；③感染，部分患者在维 A 酸 + 砷剂治疗基础上联合使用蒽环类药物，其后出现骨髓抑制期，表现为中性粒细胞缺乏，抗感染能力降低而出现感染、发热，极少数患者可因重度感染而危及生命。

▮▶ 急性早幼粒细胞白血病诱导治疗需要多长时间？

低(中)危组可给予全反式维 A 酸＋砷剂化疗，应用至血液学缓解，治疗时间约为 1 个月，因个体差异，部分患者治疗时间可延长至 6～8 周；高危组可予全反式维 A 酸＋去甲氧柔红霉素或柔红霉素化疗＋亚砷酸诱导治疗，通常治疗周期约 28 天，因个体差异，部分患者治疗时间可延长至 6～8 周。

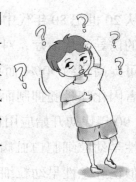

急性早幼粒细胞白血病诱导治疗需要多长时间？

▮▶ 急性早幼粒细胞白血病的诱导治疗中要不要加用化疗药物？

近年来，随着急性早幼粒细胞白血病的"去化疗、家庭化"治疗模式的推进，对于低(中)危组的患者，诱导治疗中不再推荐联合应用化疗药物。但是对于高危组患者，仍建议加用化疗药物(主要是蒽环类药物)，早期有利于减少严重维 A 酸综合征的发生，同时可减少疾病复发风险。

▮▶ 急性早幼粒细胞白血病诱导治疗中为什么需要定期监测心电图、肝功能、肾功能？

在急性早幼粒细胞白血病诱导治疗中，多应用维 A 酸＋亚砷酸±蒽环类治疗，此类药物对脏器功能损伤明显，会造成肝、肾功能损伤，严重危及健康和生命，需动态监测肝、肾功能，出现肝、肾功能损伤表现及时处理，降低治疗风险，严重时需暂停化疗药物。此外，亚砷酸的心脏毒性显著，多数患者应用亚砷酸后出现 QT 间期延长，少数患者出现窦性心动过缓，严重时可导致心脏骤停，因此需定期监测心电图，根据 QT 间期变化及心脏节律评价决定是否减少亚砷酸剂量或停止应用。

▐▶ 急性早幼粒细胞白血病诱导治疗期间血小板输注应注意什么？

急性早幼粒细胞因常伴有凝血功能障碍，出血倾向明显，尤其颅脑、消化道等重要器官出血风险高，早期死亡率高。在纠正凝血功能的基础上，需根据血常规中血小板计数变化给予输注血小板以补充血小板消耗，常规维持血小板 $(30\sim50)\times10^9/L$，诱导治疗后期凝血异常纠正后，血小板不必要求维持在 $30\times10^9/L$ 以上，应当依据临床出血情况指导血小板的输注。

▐▶ 急性早幼粒细胞白血病诱导治疗期间为什么需要反复输注血浆或凝血因子？

急性早幼粒细胞白血病诱导治疗早期常伴有凝血功能障碍，凝血因子消耗大，出血倾向明显，早期死亡率高，死亡原因多为重要器官出血。因此在诱导治疗期间，需密切监测凝血功能变化，反复输注新鲜冰冻血浆或纤维蛋白原、凝血因子等，保持纤维蛋白原 $\geqslant1.5\ g/L$，纠正凝血异常及弥散性血管内凝血。

▐▶ 急性早幼粒细胞白血病诱导治疗期间可以使用粒细胞集落刺激因子（G-CSF）吗？

急性早幼粒细胞白血病在诱导化疗期间，通常状况下，患者无严重骨髓抑制，中性粒细胞缺乏期较短。如患者无严重感染，一般不推荐应用 G-CSF，可等待患者造血自身恢复。如患者处于重度粒细胞缺乏期并出现严重感染，尤其是感染伴有血流动力学不稳定者，需尽早控制感染，可考虑应用 G-CSF 促进粒细胞恢复，缩短中性粒细胞缺乏期时间。

▶ 维 A 酸和砷剂治疗急性早幼粒细胞白血病有差异吗？

维 A 酸为口服剂型，用药方式简单，脏器副作用小，患者易于接受，但治疗中也会出现一些严重的并发症，如不及时发现和处理，可危及患者生命。

砷剂包括静脉剂型亚砷酸和口服剂型复方黄黛片，对心脏及肝脏损伤副作用较大，部分患者应用后出现心脏 QT 间期延长而无法耐受需停药。此外，砷剂可能引起毛细血管渗漏综合征。砷剂继发耐药发生率较维 A 酸低，且应用砷剂诱导治疗的患者出现复发，可再次应用砷剂诱导治疗。

▶ 对维 A 酸耐药的急性早幼粒细胞性白血病染色体易位类型是什么？

典型的急性早幼粒细胞白血病患者染色体核型为 t（15；17）（q22；q21），此类核型患者对维 A 酸反应良好，临床可取得较好疗效。此外，临床上也可见变异型易位，如 t（11；17）及 t（5；17）等，此类变异型易位导致伴侣基因不同，可对维 A 酸耐药，单纯维 A 酸联合蒽环类药物诱导化疗较难取得较好疗效，可联合应用亚砷酸等治疗。

▶ 对维 A 酸耐药的急性早幼粒细胞白血病该如何治疗？

可应用亚砷酸再诱导治疗，达完全缓解后：①重复多个疗程的亚砷酸治疗；②与标准化疗联合；③若上述治疗后微小残留病水平仍较高或融合基因仍阳性，可以考虑行异基因造血干细胞移植。此外还有 9- 顺式维 A 酸、抗 CD33 单抗、其他新药临床试验等治疗方法。

▶ 什么是急性早幼粒细胞白血病诱导分化综合征？

维 A 酸在诱导治疗急性早幼粒细胞白血病过程中，5% ~ 29% 的患者会出现诱导分化综合征,其表现为不明原因发热、呼吸困难、胸腔或心包积液、肺部浸润、肾衰竭、低血压、体重增加 5kg,符合 2 ~ 3 个者属于轻度诱导分化综合征, 符合 4 个或更多个者属于重度诱导分化综合征。其发生机制尚不完全明确,根据近年研究,主要是由于维 A 酸促进急性早幼粒细胞白血病细胞表面的黏附受体表达, 白细胞黏附受体可介导白细胞黏附至毛细血管内皮细胞,促进病灶内皮渗漏,致使血管通透性增加。同时, 维 A 酸在诱导急性早幼粒细胞白血病细胞分化过程中,发现了特定的趋化因子上调,致使早幼粒细胞白血病细胞增加向肺泡上皮细胞的迁移,导致早期的肺部浸润。此外,维 A 酸诱导分化的急性早幼粒细胞白血病细胞分泌 IL-1Ⅰ、IL-6、IL-8、TNFⅠ 等血管活性细胞因子,其中 IL-1Ⅰ、IL-6、TNFⅠ 等造血生长因子促进白细胞活化,致使白细胞数迅速增加。上述内容可解释诱导分化综合征部分临床表现(白细胞增高、发热、肺部浸润、突发性低血压、体重增加或积液等)。经研究发现,地塞米松可中和抗体与特定的趋化因子,能抑制肺泡趋化因子的分泌,从而减少白血病细胞的迁移,因此临床中一旦发现诱导分化综合征,需尽早应用足量的糖皮质激素(地塞米松)治疗。

▐▶ 哪些药物会引起诱导分化综合征?

维 A 酸及亚砷酸均可引起诱导分化综合征,二者相比较,应用维 A 酸引起分化综合征的风险相对较高。

▐▶ 什么时期容易发生诱导分化综合征?

根据文献报道, 诱导分化综合征大多发生在应用维 A 酸诱导治疗的 5 ~ 14 天,血常规检查提示白细胞持续升高,患者出现发热、头痛及呼吸困难,胸部 CT 检查多可见肺部大片磨玻璃密度影,常伴有胸腔积液,影像学检查提示进展迅速。少部分患者可在诱导治疗晚期(维 A 酸治疗 21 天左右)出现诱导分化综合征。

▶ 诱导分化综合征能够预防吗?

急性早幼粒细胞白血病早期治疗过程中需监测血常规及肝、肾功能变化,如应用维 A 酸治疗后出现白细胞持续升高,一般在诱导治疗的同时加用羟基脲以降低白细胞值,若白细胞增高过快,需加用蒽环类化疗药物同时减少肿瘤负荷,防止白细胞瘀滞,减少诱导分化综合征的发生。密切监测患者临床症状变化,出现头痛、胸闷等症状需考虑是否存在诱导分化综合征,尽快予以足量糖皮质激素治疗。关于早期是否应用糖皮质激素类药物以预防诱导分化综合征的发生,目前尚无试验证明其益处大于其毒性,故目前暂不常规使用以预防诱导分化综合征的发生。

▶ 诱导分化综合征如何治疗?

一旦考虑出现诱导分化综合征,首先尽早应用糖皮质激素(地塞米松,每天 2 次,每次 10 mg)治疗,而后需根据目前治疗时间及病情严重程度综合考虑,判断是否需要停用维 A 酸或更换为亚砷酸治疗。此外,必要的支持治疗必不可少,需要给予吸氧纠正低氧血症,输注血浆及纤维蛋白原纠正凝血异常,如患者出现明显体重增加,伴有水肿、胸腔积液,可给予脱水利尿治疗。需注意的是,诱导分化综合征与肺部感染较难区分,必要时可进行感染标志物以及病原学检测,对症抗感染治疗。通常情况下,足量糖皮质激素治疗 5~7 天,多数患者临床症状可缓解,实验室检查白细胞停止升高或逐渐下降,可根据患者病情决定糖皮质激素逐渐减量,以及恢复维 A 酸应用。

▶ 服用维 A 酸的副作用是什么?

(1)诱导分化综合征:维 A 酸治疗中,最严重的不良反应是诱导分化综合征,发生率 5%~25%,主要表现为发热、呼吸困难、体重迅速增加、身体下垂部位水肿、胸膜腔积液、肾功能损害,偶见心包积液、心力衰竭或低血压等。

（2）假性脑瘤综合征：维A酸治疗的另一个严重不良反应是假性脑瘤综合征，主要见于儿童患者，表现为严重头痛、恶心、呕吐和视力改变、视盘水肿和视网膜出血等。

（3）其他：口服维A酸治疗中，尤其是诱导缓解治疗中，可见皮肤、黏膜干燥，高甘油三酯血症，头痛、骨痛或关节痛，消化道症状或转氨酶增高等副作用。

如何防治维A酸综合征？

维A酸综合征发生可能与维A酸诱导大量白血病细胞分化或细胞因子的大量释放有关，多数患者发生维A酸综合征前外周血白细胞数明显增高，此时停用维A酸或改用联合化疗均不能使维A酸综合征病情逆转，但及时应用大剂量糖皮质激素（地塞米松，每日2次，每次10mg，连用3天）可使患者症状迅速好转。因此，维A酸诱导治疗时应注意观察病情变化，如患者出现发热、呼吸困难等，应立即怀疑维A酸综合征，一般应停用维A酸，给予大剂量糖皮质激素治疗，适时联合化疗药物降低白血病负荷。待症状好转后再继续使用维A酸，而此后患者一般不会再出现维A酸综合征表现。

复方黄黛片的副作用有哪些？

服用复方黄黛片的患者最常见的副作用为轻、中度胃肠道反应，如恶心、呕吐、腹痛、腹泻、胃痛等，一般可耐受，无须停药。症状明显者可予以对症治疗。部分患者出现轻度肝功能异常，但治疗结束后，绝大多数患者可

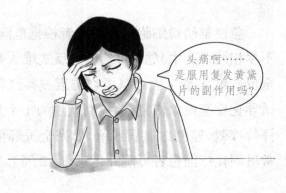

头痛啊……是服用复发黄黛片的副作用吗？

以恢复正常,亦可同时服用保肝降酶药物治疗,转氨酶明显升高(超过正常值 3 倍)的患者可静脉应用保肝降酶治疗。少数患者出现皮疹,亦有皮肤干燥、色素沉着、口干、眼干、头痛等不良反应,停药或减量后副作用可减轻或消退。

▥▶ 亚砷酸的副作用有哪些?

主要为消化道症状(恶心、呕吐、食欲缺乏、腹泻)、皮肤损害、末梢神经损害,一般可耐受,对症治疗即可。其他副作用为心脏受损,出现 QT 间期延长,少数患者出现心力衰竭。此外,大多数患者出现肝功能异常,表现为转氨酶及胆红素升高, 可治疗同时服用保肝降酶药物辅助治疗,转氨酶明显升高(超过正常值 3 倍)的患者可静脉应用保肝降酶治疗。

▥▶ 急性早幼粒细胞白血病诱导缓解后需要巩固治疗吗?

急性早幼粒细胞白血病诱导缓解后需要巩固治疗, 按照中国急性早幼粒细胞白血病诊疗指南,需根据危险分层选择不同巩固治疗方案:对于低(中)危组患者,建议采用维 A 酸联合亚砷酸或者复方黄黛片方案巩固治疗,若砷剂不能耐受患者,可选择维 A 酸联合蒽环类药物化疗方案。对于高危组患者, 可以采用维 A 酸联合砷剂 ± 化疗方案巩固治疗,一般建议加用蒽环类化疗药物。

▥▶ 急性早幼粒细胞白血病诱导巩固治疗的间隔时间多长?

急性早幼粒细胞白血病患者根据危险分层不同,诱导治疗方案也不尽相同,低(中)危组可给予全反式维 A 酸 + 砷剂化疗。高危组可给予全反式维 A 酸 + 去甲氧柔红霉素或柔红霉素化疗 + 砷剂诱导治疗,自诱导化疗至血象恢复,治疗周期约为 1 个月,其后可进行骨髓穿刺检查评价疗效,监测白血病残留,如完全缓解可进行第 1 疗程巩固化疗(通常巩固化疗前患者可院外休息 1~2 周)。不同危险分层患者巩固化疗方案亦不相同,低危组患者推荐维 A 酸 + 砷剂方案,具体为维 A 酸口服 2 周,间歇 2 周,为 1 个疗程,共 7 个疗程。亚砷酸或者复方黄黛片应用 4 周,间歇 4 周,为 1 个疗程,共 4 个疗程。总计约 7 个月。对于高危组患者,可选用维 A 酸 + 砷剂巩固化疗,砷剂总剂量要足量。若砷剂不耐受,也可选用联合化疗方案巩固治疗,一般需 3 个疗程巩固,若第 3 次巩固化疗后未达到分子学转阴,需增加疗程数,必须达到分子学转阴后方可开始维持治疗。

▶▶ 急性早幼粒细胞白血病需要维持治疗吗? 何时开始维持治疗?

对于低(中)危组患者,若采用维 A 酸 + 砷剂方案巩固治疗者,巩固治疗结束后可不予维持治疗,每 3 个月定期复查。对于采用联合化疗方案作为巩固治疗的低危患者,建议予维 A 酸 + 砷剂方案维持治疗。对于高危组患者,建议维持治疗,维持治疗方案为维 A 酸 + 砷剂或维 A 酸 / 巯嘌呤 / 甲氨蝶呤片口服维持治疗。需要强调的是,一定要达到分子学转阴后方可开始维持治疗,维持治疗期间每 3 个月复查骨髓穿刺。

▶▶ 急性早幼粒细胞白血病维持治疗的方案是什么? 维持治疗需要多长时间?

按照 2018 年版《中国急性早幼粒细胞白血病诊疗指南》建议,维持治疗方案可选用维 A 酸 + 砷剂或者维 A 酸 / 甲氨蝶呤片 / 巯嘌呤两种方案。对于应用联合化疗巩固者, 建议选用维 A 酸 + 砷剂方案维持治疗,具体为:第 1 个月口服维 A 酸,持续 14 天,间歇 14 天;第 2 个月和第 3 个月应用亚砷酸或复方黄黛片,持续 14 天,间歇 14 天。每 3 个月为 1 个周期,完成 8 个周期,维持治疗期总计约 2 年。对于砷剂不耐受患者或者采用维 A 酸 + 砷剂方案巩固化疗的高危组患者, 可选用维 A 酸 / 甲氨蝶呤片 / 巯嘌呤方案维持治疗,具体为:维 A 酸,第 1 ~ 14 天;

6- 巯基嘌呤(6-MP),第 15～90 天;甲氨蝶呤片,每周 1 次,共 11 次。每 3 个月为 1 个周期,共 8 个周期,维持治疗期总计约 2 年余。

▮▮▶ 急性早幼粒细胞白血病治疗期间为什么要进行腰椎穿刺+鞘内注射化疗药物?

急性早幼粒细胞白血病患者中枢神经系统白血病 3 年内累积发生率约为 1%,主要与高白细胞、PML-RARα 异构体、年龄 <45 岁等相关,高白细胞患者复发中枢神经系统白血病的概率可达 5%,而静脉应用化疗药物一般很难通过血脑屏障,因此需要腰椎穿刺 + 鞘内注射化疗药物以预防中枢神经系统白血病的发生,通常选择阿糖胞苷或地塞米松两联药物鞘内注射。

▮▮▶ 急性早幼粒细胞白血病治疗期间需要进行多少次腰椎穿刺+鞘内注射化疗药物?

低(中)危组患者应进行 3～4 次预防性鞘内注射;高危组或复发患者,因发生中枢神经系统白血病的风险增加,应进行 6 次预防性鞘内注射治疗。如出现中枢神经系统白血病症状,如剧烈头痛、呕吐,或出现无法鼓腮、皱眉等面瘫表现,需做腰椎穿刺明确是否存在中枢神经系统白血病。一旦确诊,可进行腰椎穿刺 + 鞘内注射化疗药物治疗,每 2～3 日 1 次,持续至脑脊液检查恢复正常后再继续鞘内注射化疗 6 次。

▮▮▶ 急性早幼粒细胞白血病维持治疗期间如何复查?

维持治疗期间,2 年内每 3 个月采集骨髓或外周血标本进行以 PML-RARα 融合基因或初始融合基因为标志的微小残留病监测。若分子学持续阴性,第 3 年开始每 6 个月复查 1 次。若融合基因由阴性转为阳性,应在 4 周内复查,仍为阳性的患者考虑分子生物学复发,应进行积极的干预治疗。若第二次检查为阴性,应在此后的 2 年内每 2～3 个月监测 1 次。

▶ 急性早幼粒细胞白血病复查项目有哪些？

通常情况下,急性早幼粒细胞白血病复查项目包括骨髓穿刺检查骨髓形态、染色体核型、染色体荧光原位杂交 PML-RARα、融合基因 PML-RARα 定量;抽血化验血常规、肝功能、肾功能、电解质。根据个人情况,部分患者需行心电图检查。骨髓穿刺检查主要明确患者目前疾病状况,骨髓形态报告为完全缓解、染色体核型正常、染色体荧光原位杂交 PML-RARα 及融合基因 PML-RARα 或初始致病基因均阴性提示持续分子生物学缓解,疗效较好。血常规检查主要注意指标为白细胞、血红蛋白及血小板数值,完全缓解患者此三项数值多为正常范围内。在急性早幼粒细胞白血病诱导、巩固及维持治疗中,应用药物多有肝、肾功能损伤及胃肠道副作用,需监测肝功能、肾功能、电解质变化,必要时应用药物纠正肝、肾功能异常及电解质紊乱。亚砷酸可导致心脏受损,多数患者表现为 QT 间期持续延长,严重者可出现尖端扭转型室性心动过速而致心脏骤停死亡,因此需动态监测心电图变化,根据检查结果调整亚砷酸的用时、用量。

▶ 急性早幼粒细胞白血病能治愈吗？急性早幼粒细胞白血病治愈患者的比例是多少？

急性早幼粒细胞白血病是目前治愈率最高的成人白血病之一。患者一经诊断,需尽早根据危险度分组应用维 A 酸、砷剂联合蒽环类药物规律诱导治疗,诱导化疗达完全缓解后需进行巩固化疗,部分患者尚需后期维持治疗。根据近年的文献报道,急性早幼粒细胞白血病患者经过规律治疗,长期生存率可达 85% ~ 90%。

▮▶ 急性早幼粒细胞白血病类型会转变吗？

一般情况下，确诊急性早幼粒细胞白血病后，给予维 A 酸及亚砷酸诱导治疗，其后规律巩固治疗及维持治疗，达到分子学持续缓解的患者会取得较好的预后。急性早幼粒细胞白血病复发率不高，复发患者一般也不会发生类型转变。

▮▶ 急性早幼粒细胞白血病复发后怎么办？

对于分子学或者血液学复发的患者，挽救治疗一般根据之前的治疗方案进行选择，比如之前采用维 A 酸 + 化疗者，挽救方案应采用亚砷酸 + 维 A 酸 ± 蒽环类进行再次诱导治疗，反之则选择维 A 酸 + 化疗。诱导治疗缓解后必须进行鞘内注射，以预防中枢神经系统白血病。达再次缓解者复查 PML-RARα 融合基因，融合基因阴性者行自体造血干细胞移植，若不适合接受移植者，可考虑应用之前的治疗方案或进入临床试验。融合基因持续阳性需行异基因造血干细胞移植。再次诱导治疗未缓解者可加入临床研究或行异基因造血干细胞移植。

▮▶ 急性早幼粒细胞白血病需要做移植吗？

经过规律诱导、巩固及维持治疗，绝大多数患者可治愈，因此不主张在完全缓解期对急性早幼粒细胞白血病患者行造血干细胞移植（包括自体和异基因造血干细胞移植），但如果患者持续 PML-RARa 融合基因阳性或出现复发后再次诱导化疗达完全缓解，可依照微小残留病的情况、供者情况、患者自身身体状况等选择自体或异基因造血干细胞移植。

第五章

急性淋巴细胞
白血病相关问答

急性淋巴细胞白血病 ✏
基本概念及病因学

▮▶ 急性淋巴细胞白血病的发病年龄和发病率是多少？

急性淋巴细胞白血病是 15 岁以下人群白血病的主要类型,年龄分布呈"U"字形,2～3 岁为一个发病高峰,后逐渐下降,中年以后发病率又逐渐上升,到老年达第二个高峰(较儿童期的高峰低)。1982 年,国际癌症研究中心根据 10 余个国家的登记,公布的急性淋巴细胞年发病率为 0.6/10 万～1.9/10 万。1986—1988 年间我国 24 个省、市和自治区的46 个调查点的白血病发病情况调查结果显示,急性淋巴细胞白血病年发病率为 0.69/10 万。

▮▶ 急性淋巴细胞白血病都有哪些常见的临床表现？

(1)急性淋巴细胞白血病一般起病急骤,往往以感染、出血或骨痛等为首要表现,而起病慢时则以贫血为主,进行性加重。起病前多有疲乏、不适和食欲缺乏等类似"感冒"症状,或者皮肤破损后难以愈合、感染或出血不止等。部分患者可出现严重骨痛,影响活动。

(2)急性淋巴细胞白血病起病时多有感染,感染部位多样,以口腔、牙龈、鼻、咽、肺、消化道、肛门及泌尿道等开放部位为主。

(3)出血是急性白血病常见的临床表现,主要为皮肤、黏膜出血,如皮肤出血点、瘀斑、鼻出血、牙龈渗血、口腔血泡等。也可以出现便血、血尿、咯血等症状,甚至颅内出血,重者可危及生命。

(4)部分患者起病时伴有贫血,主要表现为面色苍白、头晕、疲乏、耳鸣、心悸、胸闷、消化不良等,严重者可出现双下肢水肿。

(5)70%以上的急性淋巴细胞白血病发病时可有肝大、脾大,还常有淋巴结和胸腺肿大。胸腺肿大可见于 7%～10% 的儿童和 15% 的成人患者。

（6）1% 的急性淋巴细胞白血病患者可有皮肤浸润，主要表现为皮肤局限性或弥漫性硬结或斑块。其他皮肤损害有瘀斑、荨麻疹、瘙痒、多形性红斑等非特异性表现，还可有皮肤疖肿、丹毒、蜂窝织炎、疱疹等感染表现。

（7）急性淋巴细胞白血病还可有中枢神经系统侵犯，轻者无症状，或仅轻微头痛；重者出现头痛加剧、喷射性呕吐、视物模糊和精神改变，甚至发生脑疝、呼吸抑制等。

（8）部分患者可有脑神经麻痹症状，如面瘫等，表现为一侧眼睑下垂、口角歪斜等。侵犯视神经可能导致视物模糊或者失明。

▮▶ 急性淋巴细胞白血病和前体淋巴细胞淋巴瘤是同一种疾病吗？怎样区分？

急性淋巴细胞白血病和前体淋巴细胞淋巴瘤是同一疾病的两种不同临床表现。骨髓中淋巴母细胞比例低于 25%，称为前体淋巴细胞淋巴瘤，超过 25% 则称为急性淋巴细胞白血病。二者是由于淋巴细胞在不同发育阶段恶变造成的，本质上有许多地方是相同的，治疗方案也基本相同，也就是说前体淋巴细胞淋巴瘤应该采取急性淋巴细胞白血病样的化疗方案，而非淋巴瘤样的化疗方案。

▮▶ 儿童急性淋巴细胞白血病有什么特点？

儿童急性淋巴细胞白血病占儿童急性白血病的 75%～80%，是最常见的儿童恶性肿瘤，其中 B 细胞系急性淋巴细胞白血病占 85%，T 细胞系急性淋巴细胞白血病占 15%。儿童急性淋巴细胞白血病的不良生物学预后因素较成人少，化疗耐受性好。采用规范的儿童急性淋巴细胞白血病方案化疗，诱导缓解率高，中低危组患儿可获得长期生存，达到临床治愈。高危患儿预后偏差,部分患儿需要进行异基因造血干细胞移植才能达治愈目的。

▶▶ 成人急性淋巴细胞白血病有什么特点?

成人急性淋巴细胞白血病占成人急性白血病的 25%~30%,其中 B 细胞系急性淋巴细胞白血病占 85%,T 细胞系急性淋巴细胞白血病占 15%。成人急性淋巴细胞白血病的不良生物学预后因素较儿童明显增加,随着年龄增加,Ph 阳性急性淋巴细胞白血病的发生率也逐渐增加。虽然诱导化疗缓解率可达 80% 以上,但疾病容易复发,若不进行异基因造血干细胞移植,多数患者预后不佳。

▶▶ 老年急性淋巴细胞白血病有什么特点?

老年急性淋巴细胞白血病是一个相对少见的疾病。其病因与成人急性淋巴细胞白血病大致相同。60 岁以上的急性淋巴细胞白血病占所有成人急性淋巴细胞白血病的 16%~31%,老年急性淋巴细胞白血病中前体 B 细胞急性淋巴细胞白血病和普通 B 细胞急性淋巴细胞白血病较多见,而 T 细胞型相对较少。30% 的患者有髓系抗原表达,正常染色体核型占 39%,复杂核型占 33%。Ph 阳性急性淋巴细胞白血病可占老年急性淋巴细胞白血病的约 50%。老年急性淋巴细胞白血病患者由于发病年龄高,脏器功能差等因素导致治疗效果不佳。一线治疗的完全缓解率仅为 46%~79%,早期死亡率为 12%~50%,生存期一般不超过 6 个月,3 年无病生存率不到 20%。酪氨酸激酶抑制剂的应用可改善老年 Ph 阳性急性淋巴细胞白血病患者的近期疗效。

▶▶ 急性淋巴细胞白血病如何诊断、分型?

最初主要靠骨髓穿刺涂片检查细胞形态以明确诊断(FAB 分型),随着对疾病认识的深入和检测手段的改进,诊断体系逐渐过渡到结合

细胞形态、细胞免疫表型和遗传学特征的 MIC 诊断分型。2001 年,世界
卫生组织(WHO)综合现在已经认知的各种疾病要素来精确定义疾病,
制定了新的 WHO 诊断分型体系,2008 年及 2016 年又分别在此基础上
进行了修订,形成了新的 WHO 分型体系。WHO 分型,突出了细胞分子
遗传学异常在疾病诊断和分型中的作用,结合病史、形态、细胞化学和
免疫表型来界定病种。

▮▶ 什么是急性淋巴细胞白血病的 FAB 分型?

美、英、法(FAB)协作组根据不同细胞形态将急性淋巴细胞白血病
分为 3 型,即 L1、L2、L3 型。L1 型细胞以小细胞为主,核型规则,核染色
质均一,核仁小或不可见,胞质轻、中度嗜碱,量少,空泡少见。L2 型细胞
大小不一,大细胞为主,核染色质不均一,核型不规则,常见核裂,可见
一个或多个大核仁,胞质量不等,常较丰富,嗜碱性程度不一,空泡少
见。L3 型细胞胞体大而均一,染色质细致均一,核规则,呈圆形或卵圆
形,核仁明显,为一个或多个,胞质丰富,深度嗜碱,空泡明显。FAB 分型
检测者主观性强,相互间的一致符合率有一定限制,诊断准确率仅 60%
~70%,且形态学诊断无法体现疾病分化阶段以及预后的差异,目前此
种分型已被逐渐弃用。

▮▶ 什么是急性淋巴细胞白血病的 MICM 分型?

MICM 分型是根据骨髓细胞形态(Morphology)、白血病免疫表型
(Immunophenotype)、细胞遗传学特征(Cytogenetic)以及特殊的分子生物
学特征(Molecular characteristic)对急性淋巴细胞白血病进行综合考虑得
出的分型。临床实践发现,单纯细胞形态学分型,检测者的主观成分较
大,相互间的一致符合率有一定限制。免疫学检查不但可大大提高诊断
的一致率,还可将急性淋巴细胞白血病进一步分为不同亚型,并按分化
阶段进行分期。细胞遗传学检查与疾病的预后关系密切。三者结合可大

大补充形态学的不足。故现在的急性淋巴细胞白血病分型均按 MICM 标准进行。

▐▶ 什么是急性淋巴细胞白血病的 WHO 分型？

急性白血病的高度异质性客观上要求诊断和分型时应该综合考虑病因、致病机制、临床表现、细胞形态、免疫表型、遗传特征和治疗、预后等各种疾病要素。1995—1997 年，WHO 召集世界各地著名的临床血液学家和病理学家，按照改良的欧美淋巴瘤分类（REAL 分类）的原则，共同制定了包括急性白血病在内的造血和淋巴组织肿瘤的诊断分型标准，并于 2001 年正式发表，称为 WHO 分型，突出了细胞分子遗传学异常在疾病诊断和分型中的作用，结合病史、形态、细胞化学和免疫表型来界定病种。认为急性淋巴细胞白血病与淋巴母细胞淋巴瘤是同一疾病的两种不同临床表现，应并入淋巴母细胞淋巴瘤，但仍可保留白血病名称。急性淋巴细胞白血病诊断需满足骨髓原始、幼稚淋巴细胞≥25%，否则诊断为淋巴瘤。摒弃 L1、L2 和 L3 的形态学诊断，改称为前体 T 淋巴细胞白血病 / 淋巴母细胞淋巴瘤、前体 B 淋巴细胞白血病 / 淋巴母细胞淋巴瘤和 Burkittt 白血病 / 淋巴瘤。

▐▶ 急性淋巴细胞白血病血常规有什么特点？

新诊断的急性淋巴细胞白血病患者常见贫血、中性粒细胞减少和血小板减少。白细胞计数的范围很广，从 $0.1 \times 10^9 \sim 1500 \times 10^9$/L 不等。约 90% 的患者诊断时外周血有原始细胞。在诊断急性淋巴细胞白血病之前数月可以有反应性嗜酸性粒细胞增多症。少数患者在诊断前有全血细胞减少，并且能短暂的自发性恢复。

▐▶ 急性淋巴细胞白血病骨髓形态有什么特点？

骨髓增生程度多为明显活跃至极度活跃，少数患者增生减低，骨髓小粒及油滴少见,细胞成分以原始淋巴细胞及幼稚淋巴细胞为主,细胞有成簇分布的趋势,破坏细胞多见。

◗▶ 急性淋巴细胞白血病免疫分型有什么特点?

急性淋巴细胞白血病的免疫分型是根据细胞发育不同阶段的分子表面特异性受体或抗原特征为标准进行的。

(1)B 细胞急性淋巴细胞白血病:B 细胞急性淋巴细胞白血病可分为早期前体 B 细胞急性淋巴细胞白血病、普通细胞型急性淋巴细胞白血病、前体 B 细胞急性淋巴细胞白血病和成熟 B 细胞急性淋巴细胞白血病。早期前体 B 细胞急性淋巴细胞白血病又称为前前 B 细胞或 B 祖细胞急性淋巴细胞白血病, 细胞表面仅表达 CD34、HLA–DR、TdT 和 CD19,不表达 CD10、CyIg、SmIg 等。普通细胞型急性淋巴细胞白血病占成人急性淋巴细胞白血病的 51%, 细胞除表达 CD34、HLA–DR、TdT、CD19 外,还表达 CD10 及糖蛋白(gp100/CD10),而 CyIg 与 SmIg 为阴性。前体 B 细胞急性淋巴细胞白血病以 CyIg 表达为特征,CD10 表达减低或缺失,无 SmIg 表达。成熟 B 细胞急性淋巴细胞白血病以表达 SmIg 为标志,也可表达 CD10 及 CyIg。

(2)T 细胞急性淋巴细胞白血病:其分类方法不一,有两分法、三分法、四分法。两分法是将其分为前体 T 细胞急性淋巴细胞白血病和 T 细胞急性淋巴细胞白血病。前者表达 TdT、CD7 和 CD3,而后者除表达 TdT 和胞质 CD3 外,还可表达 CD1a、CD2 和 CD3。三分法在国内较常用,将之分为 Ⅰ、Ⅱ、Ⅲ 三型。各型均表达 CD7、CD5 和 CD2,而 Ⅰ 型不表达 CD3、CD4、CD8、CD1a; Ⅱ 型以上抗原全表达; Ⅲ 型为 CD3 表达阴性,CD4 或 CD8 表达阳性。四分法根据 T 细胞发育过程分为 T 祖细胞、前体 T 细胞、皮质 T 细胞和成熟 T 细胞急性淋巴细胞白血病。TdT、CyCD3 和 CD7 为共同表达抗原,T 祖细胞表达造血干祖细胞标志如 CD34、HLA–DR,不表达 CD2、CD5、sCD3、CD4、CD8 抗原;前体 T 细胞除 CD2 和 CD5 阳性外, 其他标志同 T 祖细胞; 皮质 T 急性淋巴细胞白血病

CD34 和 HLA-DR 不表达,CD4 和 CD8 同时表达,CD1a 阳性,其他同前体 T 细胞急性淋巴细胞白血病;成熟 T 细胞急性淋巴细胞白血病 sCD3 表达,CD4 或 CD8 表达,CD1a 阴性。

(3)某些非特异性抗原表达在急性淋巴细胞白血病中也有一定意义。如在 70%~80% B 细胞急性淋巴细胞白血病中表达 CD34,而 T 细胞急性淋巴细胞白血病中仅有 20%~30%患者表达。

▮▶ 急性淋巴细胞白血病为什么要进行染色体检查？染色体检查有什么特点？

染色体检查与急性淋巴细胞白血病的预后分组和治疗选择有关。

成人急性淋巴细胞白血病中有 60%~70%可出现染色体异常,包括染色体的倍体和结构异常。其中最常见的是 t(9;22)(q22;q11),即 Ph 染色体,约占所有成人急性淋巴细胞白血病的 25%;其次为 9p21 染色体异常,见于约 15%的患者;11q23 异常见于 8%~11%患者,其中最常见的是 t(4;11)(q21;q23)。t(1;19)(q23;q13)与前体 B 细胞表型密切相关,占成人急性淋巴细胞白血病的 5%~7%。

儿童急性淋巴细胞白血病中多见的染色体改变包括高二倍体(>50%)及 t(12;21)(p11;q22)易位(占 B 细胞急性淋巴细胞白血病的 22%),t(9;22)易位少见,见于急性淋巴细胞白血病的 3%左右。

▮▶ 急性淋巴细胞白血病为什么要进行特殊基因检查？目前要进行哪些基因检查？

急性淋巴细胞白血病特殊基因检测能够使临床医生对疾病进行更为精确的分类,可用于化疗后微小残留病的监测及精确的疗效判断,以指导下一步治疗。常用的方法有聚合酶链反应(PCR)、基因特异探针的荧光原位杂交(FISH)等。目前进行的分子生物学检测有 BCR-ABL、MLL-AF4、E2A-PBX1、TEL-AML1、SIL-TAL1 等融合基因以及 IgH、

TCR 重排等。

急性淋巴细胞白血病遗传学异常的预后意义是什么?

急性淋巴细胞白血病初诊时的细胞遗传学特征具有重要的预后意义。

(1)t(4;11)(q21;q23)易位见于 2% ~ 6%的急性淋巴细胞白血病,特别是 30%的新生儿急性淋巴细胞白血病和 60%的婴儿急性淋巴细胞白血病可见 t(4;11)(q21;q23)易位。临床上常有高白细胞计数和中枢神经系统受累,预后很差。儿童 5 年无事件生存率(EFS)为 32% ~ 40%,成人 3 年 EFS 为 10% ~ 20%。

(2)t(1;19)(q23;p13)易位见于 5% ~ 6%的儿童急性淋巴细胞白血病, 特别是 25%的儿童前体 B 细胞急性淋巴细胞白血病可见(t1;19)(q23;p13)易位。患者常为非白种人,临床上有高白细胞计数、高乳酸脱氢酶水平和 DNA 指数 < 1.16 等特点, 易于发生中枢神经系统白血病,预后不良。成人中 3 年 EFS 为 20% ~ 40%, 而儿童采用大剂量方案化疗,疗效得到很大提高,5 年 EFS 可达 82% ~ 90%。

(3)t(9;22)(q34;q11)易位见于 2% ~ 5%的儿童急性淋巴细胞白血病和 15% ~ 33%的成人急性淋巴细胞白血病。临床上常有白细胞计数异常增高,化疗效果差,完全缓解率低,复发率高。现主张给予化疗联合靶向酪氨酸激酶抑制剂治疗,一旦获得首次完全缓解,有条件的情况下可进行异基因造血干细胞移植。儿童中 3 年 EFS 可达80% ~ 90%,而成人中 1 年 EFS 仅 60%左右。

(4)t(12;21)(p13;q22)易位见于 16% ~ 29%的儿童 B 细胞急性淋巴细胞白血病。临床上完全缓解率高,复发少见,预后较好。儿童患者中 5 年 EFS 可达 90% ~ 95%。

(5)染色体总数 > 50 的超二倍体见于 25% ~ 30%的儿童急性淋巴细胞白血病,染色体数目在 51 ~ 65 之间。临床上白细胞计数不高,血清乳酸脱氢酶水平低下,化疗效果好。儿童 5 年 EFS 可达 80% ~ 90%,而成人

5 年 EFS 仅为 30%～50%。

（6）亚二倍体染色体数目＜46，见于 5% 的急性淋巴细胞白血病，近二倍体染色体数目为 26～36，见于不到 1% 的急性淋巴细胞白血病。两者预后均不佳。儿童和成人 3 年 EFS 分别为 30%～40% 和 10%～20%。

（7）Burkitt 型淋巴细胞白血病最常见的为 t（8;14）（q24;q32），占其中的 90%；另有变异型 t（2;8）（p12;q24）和 t（8;22）（q24;q11），各占 5%。临床上 1/3 病例常合并脑膜白血病和（或）腹部肿瘤。目前经短疗程强化治疗，疗效尚可。儿童中 5 年 EFS 为 75%～85%，成人中 4 年 EFS 为 50%～55%。

（8）前体 T 细胞急性淋巴细胞白血病 t（11;14）（p13;q11）、t（10;14）（q24;q11）、t（1;14）（p32;q11）、t（8;14）（q24;q11）和 t（11;14）（p15;q11）分别见于 T 细胞急性淋巴细胞白血病的 25%、5%～10%、3%、2%、1%。临床上常有白细胞增高、纵隔肿块和脑膜白血病等表现。预后除 t（10;14）和 t（11;14）外，均不佳。

急性淋巴细胞白血病治疗相关问题

▮▶ 急性淋巴细胞白血病为什么要进行预后分层？

在发病时对急性淋巴细胞白血病进行预后分层有助于早期判断疾病对治疗的反应情况，方便制订整体治疗方案。预后好的患者可以只进行联合化疗，预后较差的患者建议在诱导化疗取得缓解后行造血干细胞移植。

▮▶ 急性淋巴细胞白血病如何进行预后分层？

急性淋巴细胞白血病预后因素主要包括年龄、初诊时白细胞数、达完全缓解时间、免疫表型、细胞遗传学／分子生物学特征等。

成人急性淋巴细胞白血病可分为三组。①标危组：年龄＜30岁，初诊时白细胞值＜$30×10^9$/L、达完全缓解时间＜4周、非B祖细胞表型或无t(4;11)的前体B细胞急性淋巴细胞白血病、胸腺T细胞淋巴细胞白血病和达到分子完全缓解的急性淋巴细胞白血病；②高危组：年龄＞50～60岁，初诊时白细胞值＞$30×10^9$/L，达完全缓解时间＞4周、B祖细胞表型或具有t(4;11)易位的前体B细胞急性淋巴细胞白血病，早期急性淋巴细胞白血病和成熟T细胞淋巴细胞白血病，以及诱导后未达分子完全缓解的急性淋巴细胞白血病；③极高危组：指具有Ph染色体/BCR-ABL融合基因阳性的急性淋巴细胞白血病。

▮▶ 急性淋巴细胞白血病标危组、高危组的治疗有什么不同？

标危组患者采用多药诱导治疗，达完全缓解后进行多轮巩固强化治疗，年轻成人或青少年患者建议采用儿童急性淋巴细胞白血病方案进行治疗，可采用自体干细胞移植作为巩固强化治疗，年龄超过35岁的患者建议行异基因造血干细胞移植。

高危组患者达完全缓解后巩固强化治疗2～3疗程，年轻患者如有HLA配型相合的亲缘或非亲缘供者，应首选异基因造血干细胞移植，也可给予自体造血干细胞移植，或强烈巩固强化治疗，或进入临床试验。

▮▶ 急性淋巴细胞白血病治疗分几个阶段？

急性淋巴细胞白血病治疗包括三个标准阶段：诱导缓解、巩固强化治疗和延长的维持治疗。诱导缓解治疗的目的在于迅速杀灭可检测到的

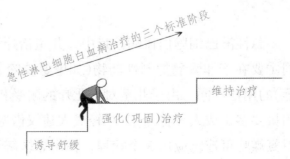

急性淋巴细胞白血病治疗的三个标准阶段

诱导舒缓　强化（巩固）治疗　维持治疗

白血病细胞和减少白血病细胞在体内的残留，诱导缓解治疗需要 4 ~ 6 周。巩固强化治疗是指在诱导缓解治疗后进行的强烈化疗，目的在于进一步减少体内肿瘤负荷，清除残留的白血病细胞。早期强化一般于缓解后半年内完成，之后给予维持治疗时，每隔半年行一次晚期强化治疗，直至获得缓解后 2.5 年。维持治疗是在定期强化治疗的间歇期进行的治疗，其目的是进一步减少体内残留的白血病，减少复发。

▮▶ 急性淋巴细胞白血病为什么要重视中枢神经系统白血病的防治？

由于存在血脑屏障，静脉及口服化疗药物后，在脑脊液中的药物浓度要低于血药浓度，导致中枢神经系统的白血病细胞不能被完全杀灭，随着治疗时间的延长，即使骨髓处于完全缓解状态，中枢神经系统内残存的白血病细胞会进一步增殖，侵犯脑膜、脑实质，甚至脊髓，产生相应症状，导致中枢神经系统白血病（俗称"脑白"）的发生。而且，一旦发生中枢神经系统白血病，患者预后很差。急性淋巴细胞白血病患者常肿瘤负荷高，发病时伴有高白细胞，中枢神经系统白血病的发生率较急性髓细胞性白血病高，因此需要在骨髓缓解期进行多次腰椎穿刺＋鞘内注射治疗预防中枢神经系统白血病。

▮▶ 急性淋巴细胞白血病儿童治疗方案和成人治疗方案有什么不同？青少年和年轻成人用什么治疗方案能取得更好的疗效？

急性淋巴细胞白血病治疗中，儿童治疗方案与成人治疗方案的不同主要在于非骨髓抑制性药物（如甲氨蝶呤、门冬酰胺酶、糖皮质激素等）的用量不同。由于儿童对于化疗的耐受相对成人较好，上述药物的用量要多于成人。青少年、年轻成人建议借鉴儿童治疗方案，如大剂量甲氨蝶呤可连续应用 3 个疗程，在诱导缓解及巩固治疗中增加门冬酰胺酶的给予次数，以及换用长效糖皮质激素地塞米松等均可提高缓解质量，进一步清除骨髓残留白血病细胞，以取得更好的疗效。

▶ 什么是肿瘤溶解综合征？哪些急性淋巴细胞白血病患者需要预治疗？

肿瘤溶解综合征是开始治疗时大量肿瘤细胞急速死亡的结果，细胞大量破坏后，细胞内成分（如嘌呤、黄嘌呤、次黄嘌呤、尿酸、磷酸盐、钾离子等）大量释放入血，导致严重高钾血症、高磷低钙血症，以及尿酸、黄嘌呤和磷酸盐沉积于肾小管引起严重肾衰竭。由于原始淋巴细胞大多对化疗药物或放疗较为敏感，容易短时间内遭到大量破坏，易于发生肿瘤溶解综合征。发病时，如果白血病细胞高于 30×10^9/L，或者存在明显肝大、脾大、淋巴结肿大，需进行预治疗，以降低肿瘤负荷，防止肿瘤溶解综合征发生。

▶ 急性淋巴细胞白血病如何进行诱导治疗？

急性淋巴细胞白血病需要进行多药联合的诱导治疗，时间一般为 4~6 周，常用药物有长春新碱、糖皮质激素和蒽环类药物，通常加入环磷酰胺和门冬酰胺酶。

▶ 急性淋巴细胞白血病诱导治疗有什么注意事项？

患者发病时通常合并感染及出血等症状，加强支持治疗如输注成分血、应用抗生素等对于维持疗效十分重要。多数患者发病时存在肿瘤高负荷，如肝大、脾大、白细胞计数高（>30×10^9/L）等，需要给予糖皮质激素和环磷酰胺预处理降低肿瘤负荷，降低肿瘤溶解发生风险，同时进行充分碱化、水化，密切监测脏器功能，必要时可使用粒细胞集落刺激因子。常用诱导化疗组合方案有 VP 方案（长春新碱 / 长春地辛 + 泼尼松）、VDCP 方案（长春新碱 / 长春地辛 + 柔红霉素 + 环磷酰胺 + 泼尼松）、VDLP 方案（长春新碱 / 长春地辛 + 柔红霉素 + 门冬酰胺酶 + 泼尼松）、CAM 方案（环磷酰胺 + 阿糖胞苷 + 巯嘌呤）等。治疗期间需注意监测血糖、血压变化，尤其是老年患者，还应监测心功能、肾功能及电解质变化，可给予质子泵抑制剂输注减少消化道溃疡发生，并及时调整用药剂量。应用门冬酰胺酶期间需注意清淡饮食，警惕急性胰腺炎的发生，密切监测凝血功能变化，必要时输注血浆、纤维蛋白原等支持治疗。

▶▶ 急性淋巴细胞白血病诱导治疗缓解率是多少？缓解期多长？

儿童急性淋巴细胞白血病应用 VP 方案诱导治疗缓解率为 85% ~ 95%，而成人急性淋巴细胞白血病应用 VP 方案缓解率仅约 50%，中位缓解时间仅为 3 ~ 8 个月。VP 基础上联合蒽环类药物或门冬酰胺酶，成人急性淋巴细胞白血病的缓解率可升至 75% ~ 90%，缓解期可达到 18 个月。

▶▶ 急性淋巴细胞白血病诱导治疗相关死亡率是多少？死亡主要原因是什么？

成人急性淋巴细胞白血病的诱导治疗相关死亡率为 5% ~ 10%，且会随着年龄增长而增加，60 岁以上患者的诱导治疗相关死亡率可达20%。感染是主要死因，真菌感染较为常见。粒细胞缺乏是感染的主要危险因素，CD4+ 淋巴细胞缺乏、抗体缺陷等均可导致严重感染。黏膜屏障破坏，包括口腔和胃肠道黏膜损伤，大大增加了感染的机会。患者自身状态如营养不良、个人卫生状况差等是发生黏膜损伤的危险因素。

▶▶ 急性淋巴细胞白血病诱导治疗需要多长时间？

急性淋巴细胞白血病诱导治疗一般采用多药联合化疗方案，通常需要 4 ~ 6 周。

▐▶ 急性淋巴细胞白血病有口服药物治疗方案吗？

有。急性淋巴细胞白血病常需要联合化疗，在诱导治疗和巩固治疗阶段多以静脉给药为主，糖皮质激素可以口服。维持治疗阶段常用 MM 方案（甲氨蝶呤＋巯嘌呤）口服，主要药物为甲氨蝶呤和 6- 巯基嘌呤）。6- 巯基嘌呤每天 $65mg/m^2$，连用 21 天，甲氨蝶呤每次 $20\sim30mg/m^2$，第 1、8、15 天根据血象调整用药剂量，每月 1 个疗程。

▐▶ 急性淋巴细胞白血病的化疗为何采取联合用药？

联合用药的目的旨在利用不同药物作用于细胞增殖周期的不同阶段，以相互强化药物对白血病细胞的杀伤作用。几种副作用不同的药物的联合，可在增强各自抗白血病效应的同时，减轻甚或抵消药物的副作用。故联合用药能比较有选择性地杀伤白血病细胞，使宿主细胞得以较快恢复。

▐▶ 为什么急性淋巴细胞白血病诱导治疗缓解后需要巩固治疗？

急性淋巴细胞白血病经过联合化疗达到临床完全缓解时，此时骨髓形态学检查无明显白血病细胞，肝大、脾大、淋巴结肿大等症状消失，白血病细胞可降到 10^8 以下，但数量仍然很多，如不进一步治疗，残存白血病细胞仍然会倍增，导致疾病复发，一旦复发后，再次诱导治疗达缓解的难度明显加大，而且第二次缓解后长期缓解生存的可能性大大下降，因此急性淋巴细胞白血病在诱导治疗缓解后仍应继续给予巩固强化治疗。

▐▶ 急性淋巴细胞白血病缓解后治疗如何进行？

急性淋巴细胞白血病的缓解后治疗需根据其预后分组进行治疗选择。主要因素包括发病年龄、发病时白细胞计数、细胞遗传学特征、免疫表型、残留病水平等。低危组患者继续给予巩固强化治疗，而标危组和高危组患者中，除了年轻成人借鉴儿童治疗方案后疗效可获得很大提高外，其余患者应于缓解期行造血干细胞移植。

▶▶ 单纯化疗的患者巩固治疗方案有哪些？约需多长时间？

巩固治疗方案多为不同的药物组合，常用的方案有大剂量甲氨蝶呤，以及阿糖胞苷、长春碱类、环磷酰胺、依托泊苷、替尼泊苷、蒽环类药物、糖皮质激素等的联合方案，如 MA 方案（米若蒽醌 + 阿糖胞苷）、COATP 方案（环磷酰胺 + 长春新碱 + 阿糖胞苷 + 替尼泊苷 + 糖皮质激素）、TA 方案（替尼泊苷 + 阿糖胞苷）、VDCP 方案（长春新碱 + 柔红霉素 + 环磷酰胺 + 糖皮质激素）等。巩固治疗需要 6 ~ 8 个月。

▶▶ 急性淋巴细胞白血病每疗程的间隔时间长短会影响疗效吗？

目前尚无随机对照试验证明化疗间隔时间长短对于疗效有一定影响。建议在血象恢复、脏器功能无明显损伤时尽早进行下一疗程化疗。

▶▶ 如何防治中枢神经系统白血病？什么时候需要考虑颅脑放疗？

急性淋巴细胞白血病患者易于发生中枢神经系统白血病，成人患者如不进行中枢神经系统白血病预防，约 33% 的病例可发生脑膜白血病，存活 12 个月以上的病例中枢神经系统白血病发生率可高达 50%。实行规范的腰椎穿刺 + 鞘内注射化疗药物（甲氨蝶呤或甲氨蝶呤 + 阿糖胞苷 + 地塞米松三联）或颅脑放疗，可使中枢神经系统白血病发生率降至约 5%。一些可通过血脑屏障的化疗药物，如大剂量甲氨蝶呤、大剂量阿糖胞苷的化疗也能取得预防中枢神经系统白血病的效果。由于颅脑放疗的副作用，目前并不推荐常规用于中枢神经系统白血病的预防，因身体条件无法行腰椎穿刺＋鞘内注射预防中枢神经系统白血病的患者可考虑进行预防性颅脑放疗。

▌▶ 急性淋巴细胞白血病需要接受多少次腰椎穿刺治疗？为什么？

若患者未行颅脑放疗，为减少中枢神经系统白血病发生风险，标危组患者需鞘内注射至少 12 次，高危组患者需鞘内注射至少 16 次。

▌▶ 急性淋巴细胞白血病骨髓缓解，但是脑脊液发现白血病细胞是什么原因？如何治疗？

如果在骨髓缓解情况下，脑脊液中发现白血病细胞，考虑患者发生了中枢神经系统白血病，属于髓外复发。一旦发生中枢神经系统白血病，患者预后差，在进行腰椎穿刺及鞘内注射化疗药物进行局部治疗的同时，应同时行全身化疗预防骨髓全面复发。经腰椎穿刺＋鞘内注射治疗，患者脑脊液中白血病细胞消失后，可行颅脑放疗和脊髓放疗。

▌▶ 急性淋巴细胞白血病需要维持治疗吗？

急性淋巴细胞白血病在完成巩固治疗后体内仍残留一定数量的白血病细胞，如不进行维持治疗，会导致本病复发，因此需要进行维持治疗。

▌▶ 急性淋巴细胞白血病什么时候开始维持治疗？

急性淋巴细胞白血病在完成巩固强化治疗后（8～10 个疗程）即可进行维持治疗。

▌▶ 急性淋巴细胞白血病的维持治疗时间多长？

维持治疗一般应维持到缓解后 3 年。

▐▶ 急性淋巴细胞白血病维持治疗方案是什么？

常用维持治疗方案为 MM 方案(甲氨蝶呤 + 巯嘌呤)，即口服 6- 巯基嘌呤 + 甲氨蝶呤，也可加用长春新碱和糖皮质激素。

▐▶ 急性淋巴细胞白血病化疗的风险和并发症是什么？

急性淋巴细胞白血病化疗后的风险主要来自药物的副作用以及骨髓抑制期相关的感染和出血。

(1)长春新碱：主要副作用为末梢神经炎，与伊曲康唑等合用后可能会造成肠麻痹等严重不良后果。

(2)蒽环类药物：主要副作用为心脏毒性，包括心律失常、心力衰竭等。

(3)环磷酰胺：主要副作用为其代谢产物丙烯醛对膀胱黏膜的刺激，可造成出血性膀胱炎，也可造成充血性心力衰竭等。

(4)糖皮质激素：长期应用可造成骨质疏松、应激性溃疡、高血压、高血糖、向心性肥胖等，出现满月脸、水牛背等症状。部分患者可出现兴奋等精神异常。

(5)门冬酰胺酶：易引起胰腺炎，与糖皮质激素合用可加重凝血功能异常，增加肝毒性。

(6)甲氨蝶呤：主要副作用为黏膜损害、肝功能异常等，大剂量应用可以引起肾衰竭。

(7)巯嘌呤：可有胃肠道反应及肝功能损伤等不良反应或副作用。

(8)阿糖胞苷：主要副作用为胃肠道反应。大剂量应用可有黏膜损伤及神经毒性。

▐▶ 如何化解急性淋巴细胞白血病化疗的风险和并发症？

化疗时需密切监测电解质、肝功能、肾功能、凝血功能等指标，针对使用的不同药物进行相应的预防措施。如应用糖皮质激素时给予质子泵抑制剂、补充钙剂等；应用环磷酰胺时需给予碱化利尿、美司钠等措施；应用大剂量甲氨蝶呤时需监测药物浓度，及时给予碱化利尿及亚叶酸钙等，避免同时应用毒性作用相加的药物。

▮▶ 使用门冬酰胺酶期间为什么不能进食油腻的食物？

门冬酰胺酶的副作用之一是会引起严重急性胰腺炎。暴饮暴食或进食油腻食品会使胰腺分泌增多，增加胰腺负担，成为急性胰腺炎发病的诱因，所以在输注门冬酰胺酶期间要忌食油腻食品，低脂饮食，以免诱发急性胰腺炎。

▮▶ 急性淋巴细胞白血病治疗结束后多长时间复查 1 次？复查时间需持续多久？

急性淋巴细胞白血病巩固、维持治疗结束后应每 3 个月复查 1 次，第 2 年后可每 6 个月复查 1 次。建议复查至缓解后 5 年。

▮▶ 急性淋巴细胞白血病维持治疗期间除了骨髓相关检查，还需要其他什么检查？

由于化疗药物为细胞毒性药物，应用过程中可能会造成脏器功能损伤，以及一定程度的骨髓抑制，除骨髓相关检查后，还需要行血常规、肝功能、肾功能等检查，必要时还需行心电图检查。

▮▶ 什么是急性淋巴细胞白血病微小残留病？有哪些监测方法？

白血病经过联合化疗达到临床完全缓解后，此时骨髓形态学检查无明显白血病细胞，肝大、脾大、淋巴结肿大等症状消失，但仍有部分残留在人体内的白血病细胞，称为微小残留病。常用的检测方法有流式细胞仪分析、PCR 方法、染色体荧光原位免疫杂交等。

▶ 急性淋巴细胞白血病微小残留病阴性和阳性有什么意义？

急性淋巴细胞白血病微小残留病监测对于预后评价具有重要意义。微小残留病阴性提示白血病细胞已经下降到检测敏感值以下,持续阴性则远期疗效较好。如果骨髓形态取得完全缓解后,微小残留病水平仍高,常提示预后不好,如果由阴性转阳性,不及时干预,常会导致疾病复发。

▶ 急性淋巴细胞白血病复查项目有哪些？

急性淋巴细胞白血病复查时需进行一般项目检查,如血常规、肝功能、肾功能、心肌酶、电解质,特殊检查主要包括骨髓穿刺分类,流式细胞仪微小残留病分析, 以及特异性分子生物学检测, 如 BCR/ABL、TEL/AML1、E2A/PBX1、SIL/TAL1、MLL/AF4 等融合基因及 IgH、TCR 重排等。

▶ 如何看懂急性淋巴细胞白血病复查结果？

急性淋巴细胞白血病复查最重要的是微小残留病监测, 如果持续阴性提示预后较好。流式细胞仪分析结果中,异常原始淋巴细胞及幼稚淋巴细胞应小于有核细胞的 0.01%, 其他融合基因检测争取达到阴性。如果微小残留病水平较前升高或者由阴性转为阳性,则应及时就医,行进一步巩固治疗,尽早清除微小残留病,避免骨髓复发。

▶ 急性淋巴细胞白血病能治愈吗？

部分患者可以治愈。儿童低危组 B 细胞急性淋巴细胞白血病的 5 年生存率可达到80%,成人急性淋巴细胞白血病中 30%～40%的患者有望治愈,其中成熟 B 细胞急性淋巴细胞白血病治愈率可达 80%以上。

急性淋巴细胞白血病治愈的标准是什么?

如果急性淋巴细胞白血病治疗缓解后 5 年骨髓未复发,且无髓外白血病如中枢神经系统白血病、睾丸白血病等表现,在此后的随访期复发的可能性很小,这种情况下可以视为临床治愈。

难治性/复发性急性淋巴细胞白血病如何治疗?

难治性/复发性急性淋巴细胞白血病治疗效果欠佳,可以根据缓解期的持续时间换用新的治疗方案,进行 CART 细胞治疗,试用新药,或者进入临床试验。一旦取得血液学缓解,尽快行异基因造血干细胞移植。

急性淋巴细胞白血病有靶向药物吗?

有。目前应用较多的是治疗 Ph 阳性急性淋巴细胞白血病的酪氨酸激酶抑制剂伊马替尼,以及二代产品尼罗替尼、达沙替尼等。CD20 单抗(美罗华)等在 Burkitt 淋巴瘤/白血病应用较多,且取得了较好疗效。目前尚有 CD22 单抗、CD3/CD19 双功能抗体等新药已在国外上市,但在我国尚处于临床试验阶段。

急性淋巴细胞白血病需要进行造血干细胞移植吗?

造血干细胞移植是成人急性淋巴细胞白血病极为重要的强化治疗手段,是高危患者治愈的主要方法,也是难治性/复发性患者挽救性治疗的重要选择。异基因造血干细胞移植可诱导移植物抗白血病作用而降低复发风险,但移植并发症多,移植相关死亡率高。自体造血干细胞移植的并发症少,移植相关死亡率低,但复发率较高。但国外多项临床随机比较研究认为,成人急性淋巴细胞白血病自体造血干细胞移植的疗效并不优于常规化疗。成人高危组急性淋巴细胞白血病采用异基因造血干细胞移植能取得比常规化疗更好的疗效，但对标危组能否从中获益还不太清楚。

▐▶ 哪些急性淋巴细胞白血病患者需要进行造血干细胞移植？

标危组患者能否从异基因造血干细胞移植中获益目前尚不清楚，高危组患者需进行造血干细胞移植。持续微小残留病阳性或微小残留病由阴转阳的标危组患者和复发后再次取得完全缓解的患者也推荐行移植治疗。

▐▶ 骨髓移植需要做什么准备？

骨髓移植首先要进行供者的筛选及相应体格检查，有需要时应保留患者的生殖细胞。

▐▶ 急性淋巴细胞白血病什么时候行造血干细胞移植治疗合适？

于第一次缓解期进行造血干细胞移植的疗效较好，而二次或二次以上缓解的患者，以及难治性/复发性患者的移植疗效明显降低。目前，造血干细胞移植的最佳时机仍不明确。一般认为，高危组急性淋巴细胞白血病患者应于诊断后 3~4 个月内进行移植。

▐▶ 急性淋巴细胞白血病造血干细胞移植方式有哪些？

造血干细胞移植物来源分为骨髓来源和外周血来源。方式有自体造血干细胞移植、异基因造血干细胞移植（亲缘或非亲缘供者）、脐带血移植等。

▮▶ 不同造血干细胞移植方式有何区别？

有区别。自体造血干细胞移植安全性高，花费少，但复发率相对较高。异基因造血干细胞移植存在移植物抗宿主病发生风险，继发感染发生率高，因此费用较高，但复发风险较自体造血干细胞移植低。

▮▶ 对于急性淋巴细胞白血病，免疫生物疗法是否会有明显效果？

嵌合抗原受体 T 细胞免疫疗法（CAR-T）的出现改变了急性淋巴细胞白血病（尤其是 B 细胞急性淋巴细胞白血病）的治疗模式，使难治性 / 复发性 B 细胞急性淋巴细胞白血病的缓解率可提高至 80% 以上，部分患者甚至可获得长期持续缓解。目前，CD22 单抗、CD3/CD19 双功能抗体等免疫靶向新药已在国外批准上市，为难治性 / 复发性急性淋巴细胞白血病或微小残留病阳性的患者提供更多的治疗选择。

▮▶ 什么情况下急性淋巴细胞白血病患者可停止化疗？

急性淋巴细胞白血病患者停止化疗需依据骨髓微小残留病检测情况，如果在维持治疗 2.5～3 年后，微小残留病持续阴性，方可停止化疗。

▮▶ 老年急性淋巴细胞白血病如何治疗？

老年急性淋巴细胞白血病也需要进行联合化疗，常用化疗方案与年轻患者基本相同。由于老年急性淋巴细胞白血病患者 Ph 染色体的阳性率高、化疗耐受性差、并发症多、行造血干细胞移植的比例低等，这在一定程度上造成了老年急性淋巴细胞白血病患者的预后较差。一般认为，应该适当减少老年急性淋巴细胞白血病患者的诱导化疗剂量，以及减少药物组合；缓解后治疗的药物剂量同样应减少。造血干细胞移植在老年急性淋巴细胞白血病患者中的研究较少，不作为老年急性淋巴细胞白血病的常规治疗推荐。

▥▶ 老年急性淋巴细胞白血病诱导治疗有什么注意事项?

老年急性淋巴细胞白血病患者由于脏器功能差、并发症多、化疗耐受性差,因此诱导治疗时需要密切监测脏器功能、毒性反应等。需要监测血压、血糖、肝功能、肾功能、心功能等,注意电解质变化,加强支持治疗。

▥▶ 老年急性淋巴细胞白血病诱导治疗的缓解率是多少?

老年急性淋巴细胞白血病的疗效较差,一线治疗的完全缓解率仅为 46% ~ 79%。

▥▶ 老年急性淋巴细胞白血病诱导治疗的死亡率是多少? 死亡主要原因是什么?

老年急性淋巴细胞白血病早期死亡率为 12% ~ 50%,主要死亡原因为肝脏、胰腺、心脏等脏器毒性导致的器官功能衰竭,合并感染及重要脏器出血等。

▥▶ 老年急性淋巴细胞白血病患者的化疗风险和并发症与年轻患者有什么不同?

老年急性淋巴细胞白血病患者的化疗风险明显高于年轻患者,主要在于其脏器功能差、并发症发生率高,并发症中高血压、糖尿病较多,易于发生重要脏器功能的损伤。

▥▶ 老年急性淋巴细胞白血病能够治愈吗?

老年急性淋巴细胞白血病治愈率低,生存期短,3 年无病生存率不到 20%。

老年急性淋巴细胞白血病治疗方案有哪些？

常用的治疗方案依然是以长春新碱＋糖皮质激素为基础的方案，依照患者的基础状况及遗传学特征联合使用蒽环类、甲氨蝶呤和门冬酰胺酶等药物。例如，L-19M（长春新碱、泼尼松、多柔比星、甲氨蝶呤、环磷酰胺）、VDLP（长春新碱、柔红霉素、门冬酰胺酶、泼尼松）、Hyper-CVAD（环磷酰胺、长春新碱、多柔比星、地塞米松）、MOLD（甲氨蝶呤、长春新碱、门冬酰胺酶、地塞米松等）。

老年急性淋巴细胞白血病的治疗有什么注意事项？

老年急性淋巴细胞白血病患者的治疗以改善生活质量并延长生存期为目的。对于老年患者进行强烈化疗，早期相关死亡率高，并不能改善疗效，需根据患者情况进行个体化治疗，加强支持治疗，才能平稳达到完全缓解，延长生存。

老年急性淋巴细胞白血病患者能够接受造血干细胞移植吗？

老年急性淋巴细胞白血病造血干细胞移植的报道较少，包括毒性较少的减低预处理剂量的非清髓性干细胞移植也缺乏随机研究，目前尚无有意义的结论。

Ph 阳性急性淋巴细胞白血病

什么是 Ph 阳性急性淋巴细胞白血病？

Ph 阳性急性淋巴细胞白血病是指发病时存在 Ph 染色体即 t(9;22)(q34;q11) 易位的急性淋巴细胞白血病，产生的融合基因为

BCR-ABLP190 和 P210 两种。发病时常有高白细胞,在急性淋巴细胞白血病中的发生比例随年龄增长而增加。在 TKI 药物用于 Ph 阳性急性淋巴细胞白血病治疗以前,常规化疗方案诱导治疗的缓解率低,单纯化疗预后差,无病生存期较短,易于复发,总生存差,属于高危组急性淋巴细胞白血病,强烈建议在骨髓获得缓解后行异基因造血干细胞移植。酪氨酸激酶抑制剂的应用可明显提高缓解率及缓解质量,并可改善早期疗效,但单独给药仍会造成疾病复发,需联合化疗,随后仍需行造血干细胞移植。

▮▶ 与其他急性淋巴细胞白血病相比,Ph 阳性急性淋巴细胞白血病有何特点?

Ph 阳性急性淋巴细胞白血病发病时常有高白细胞,流式细胞仪免疫分型通常伴有髓系抗原表达,如 CD13、CD33 等。该种类型在儿童急性淋巴细胞白血病中所占比例较低,随着发病年龄增加,其发生率增加,占成人急性淋巴细胞白血病的 20%~30%,在 50 岁以上患者中甚至达 50%以上。

▮▶ 与其他急性淋巴细胞白血病相比,Ph 阳性急性淋巴细胞白血病的治疗有何不同?

Ph 阳性急性淋巴细胞白血病对常规化疗的疗效较差,完全缓解率虽可达到 50%~80%,但大多数于 1 年内复发,长期无病生存率不到 10%,因此在常规化疗基础上,需加用特异性靶向治疗药物酪氨酸激酶抑制剂,如伊马替尼、尼罗替尼、达沙替尼等,而且在获得缓解后需行造血干细胞移植。

▮▶ 为什么要使用伊马替尼等酪氨酸激酶抑制剂治疗 Ph 阳性急性淋巴细胞白血病？

Ph 阳性急性淋巴细胞白血病中产生的 BCR-ABL 融合基因编码具有自主酪氨酸激酶活性的 P190 或 P210 蛋白，对白血病的发生起着至关重要的作用。伊马替尼等酪氨酸激酶抑制剂可以与 ATP 竞争结合 BCR-ABL 融合蛋白的结合位点，抑制其活性。在酪氨酸激酶抑制剂应用至临床前，单纯化疗的 Ph 阳性急性淋巴细胞白血病 3 年总生存率仅 10%，而加入酪氨酸激酶抑制剂后，3 年无病生存率可达 55%。有报道称，儿童 Ph 急性淋巴细胞白血病患者应用酪氨酸激酶抑制剂后，3 年总生存率甚至可达到 80%。

▮▶ 治疗 Ph 阳性急性淋巴细胞白血病，什么时候开始使用伊马替尼等酪氨酸激酶抑制剂？

Ph 阳性急性淋巴细胞白血病只要诊断明确即可开始加用酪氨酸激酶抑制剂。

▮▶ Ph 阳性急性淋巴细胞白血病治疗中应用伊马替尼的剂量有什么要求？

伊马替尼在 Ph 阳性急性淋巴细胞白血病中用量为每天 600～800mg，在联合化疗时要考虑到其胃肠道反应及血液学相关毒性，视患者具体情况酌情减量。

▮▶ 伊马替尼可单独用药治疗 Ph 阳性急性淋巴细胞白血病吗？为什么？

伊马替尼单药治疗初诊 Ph 阳性急性淋巴细胞白血病的有效率低，

即使有些患者可以获得完全缓解,但分子学转阴率低,疾病容易复发。伊马替尼单独用药治疗难治性/复发性 Ph 阳性急性淋巴细胞白血病的完全缓解率为 29%,少数患者疗效可持续 4 周以上,中位疾病进展时间为 2.2 个月,中位生存时间可达 4.9 个月,但很快出现耐药、复发。伊马替尼与长春新碱、环磷酰胺、柔红霉素、阿糖胞苷和依托泊苷联合在体外抗白血病试验中有协同作用,因此需要联合用药。

▮▶ 伊马替尼会加重其他化疗药物的毒性反应吗?

从目前的临床经验看,依据患者个体情况调整伊马替尼的剂量以及合并用药,伊马替尼不增加化疗毒性。

▮▶ Ph 阳性急性淋巴细胞白血病治疗使用伊马替尼应该持续使用还是间断使用?

目前,对于伊马替尼的应用方式并无明确定论,既有采取持续应用的治疗方式,亦有采取规律间断应用的方案。应当依据患者个体情况、临床医生的治疗经验采用合理的治疗方式。中国医学科学院血液病医院常规采用持续应用的方案。

▮▶ Ph 阳性急性淋巴细胞白血病的诱导、巩固和维持治疗中都需要使用伊马替尼吗?

伊马替尼与化疗同时应用疗效较好,且不增加化疗毒性,因此需要全程应用伊马替尼。

▮▶ Ph 阳性急性淋巴细胞白血病的维持治疗中,伊马替尼需服用几年?

目前尚无定论,需根据微小残留病水平或者 BCR/ABL 融合基因转录本检测情况进行调整。

▧▶ Ph 阳性急性淋巴细胞白血病能治愈吗？治愈率如何？

应用酪氨酸激酶抑制剂后，Ph 阳性急性淋巴细胞白血病患者 3 年总生存率可达到约 55%，行造血干细胞移植可进一步提高疗效。

▧▶ Ph 阳性急性淋巴细胞白血病为什么需要行造血干细胞移植？

Ph 阳性急性淋巴细胞白血病在没有酪氨酸激酶抑制剂之前，3 年总生存率仅为 10% 左右，为高危组急性淋巴细胞白血病，因此强烈建议在缓解后进行异基因造血干细胞移植。酪氨酸激酶抑制剂应用至临床后，Ph 阳性急性淋巴细胞白血病疗效获得很大提高，3 年总生存率可达到 55% 左右，但单纯应用酪氨酸激酶抑制剂药物无法像治疗慢性髓细胞性白血病那样清除白血病细胞，随着时间推移，本病复发可能仍较大，故在酪氨酸激酶抑制剂治疗取得分子学缓解后仍需行造血干细胞移植。

▧▶ Ph 阳性急性淋巴细胞白血病的移植方式有哪些？该如何选择？

可以选择的移植方式有全相合异基因造血干细胞移植、半相合异基因造血干细胞移植、自体造血干细胞移植等。如果条件允许，应该在骨髓获得缓解后行异基因造血干细胞移植。若无合适供者或者患者年龄偏大行异基因造血干细胞移植风险较大时，可在微小残留病水平较低或 BCR–ABL 融合基因转录本转阴后行自体造血干细胞移植。

▧▶ Ph 阳性急性淋巴细胞白血病的融合基因水平有什么意义？

治疗后，融合基因水平的检测对于评价疗效、预测复发具有重要意义。持续阴性的患者复发率很低,而阳性患者则有很高的复发风险。Ph阳性急性淋巴细胞白血病患者移植后的无复发生存时间与移植前微小残留病的水平也有关。

▮▶ 老年 Ph 阳性急性淋巴细胞白血病需要行造血干细胞移植吗?

由于年龄、体能状况等因素,老年 Ph 阳性急性淋巴细胞白血病患者不建议进行造血干细胞移植。60 岁以下患者如体能状况良好且治疗后融合基因较快转阴,可以进行自体造血干细胞移植,60 岁以上患者原则上不推荐行造血干细胞移植。

▮▶ 老年 Ph 阳性急性淋巴细胞白血病患者的治疗与年轻患者有何不同?

老年 Ph 阳性急性淋巴细胞白血病患者不再建议应用强烈化疗,缓解后治疗以酪氨酸激酶抑制剂为主,可间断应用 VP 方案。

▮▶ 伊马替尼治疗 Ph 阳性急性淋巴细胞白血病费用太高,有其他替代方案吗?

伊马替尼的临床应用显著改善了 Ph 阳性急性淋巴细胞白血病的疗效,有效清除体内 Ph 阳性白血病细胞,有助于提高疾病缓解质量,延长生存期。如果患者觉得应用进口伊马替尼费用过高,可以选用国产剂型,或者在联合化疗取得缓解后行造血干细胞移植。目前研究表明,造血干细胞移植前采用酪氨酸激酶抑制剂治疗,微小残留病阴性的患者行造血干细胞移植能够获得更佳的远期疗效。

▶ 如果 Ph 阳性急性淋巴细胞白血病病情控制良好，伊马替尼可以减量或者停药吗？

急性淋巴细胞白血病如果病情控制良好，随访 5 年本病未复发，伊马替尼可以考虑减量或停药。在没有结束维持治疗前，反复减量或者停药可能会导致 ABL 激酶突变，造成伊马替尼耐药。

▶ 还有其他酪氨酸激酶抑制剂用于治疗 Ph 阳性急性淋巴细胞白血病吗？

如果治疗过程中出现伊马替尼耐药或者伊马替尼不能耐受的情况，可以选用其他二代酪氨酸激酶抑制剂药物进行治疗，如尼洛替尼和达沙替尼。二者针对不同的 ABL 激酶突变，应根据患者的突变情况或者并发症选择合适的二代药物。如果产生 T315I 等二代酪氨酸激酶抑制剂也无法克服的耐药性，可以选用三代药物泊那替尼治疗。

▶ Ph 阳性急性淋巴细胞白血病复发应如何应对？

Ph 阳性急性淋巴细胞白血病复发后需重新进行染色体核型、BCR/ABL 融合基因检测以及 ABL 激酶突变，查看是否存在新的白血病细胞异常，或者是否存在激酶突变，可以选用敏感的酪氨酸激酶抑制剂联合化疗诱导二次缓解，一旦取得完全缓解后尽快行异基因造血干细胞移植。有条件的机构也可考虑行免疫治疗，如嵌合抗原受体 T 细胞免疫疗法。

▶ 三代酪氨酸激酶抑制剂药物泊那替尼的应用前景如何？

三代酪氨酸激酶抑制剂药物泊那替尼可以克服一代、二代酪氨酸激酶抑制剂药物均耐药的 T315I 突变，既往常被用作合并 T315I 突变的 Ph 阳性急性淋巴细胞白血病的挽救治疗。近来，国外最新临床研究的数据表明,泊那替尼联合 Hyper-CVAD 化疗一线治疗初诊 Ph 阳性急性淋巴白血病,5 年总生存率可达 70% 以上, 取得了可以媲美异基因造血干细胞移植的疗效,使异基因造血干细胞移植在治疗 Ph 阳性急性淋巴细胞白血病的地位受到了动摇。随着泊那替尼广泛应用于临床,在不久的将来,Ph 阳性急性淋巴细胞白血病治疗策略可能会发生巨变。

▐▶ 什么是 Ph 样急性淋巴细胞白血病?

近年来,随着分子生物基因测序技术的进步,在儿童和成人急性淋巴细胞白血病患者中发现了一个高危的 B 细胞急性淋巴细胞白血病亚型,其基因表达谱与 Ph 阳性急性淋巴细胞白血病的患者相似,但是无 Ph 染色体或 BCR-ABL 融合基因,因此提出了 Ph 样急性淋巴细胞白血病亚型的概念。

▐▶ Ph 样急性淋巴细胞白血病有何临床特点?

Ph 样急性淋巴细胞白血病患者起病时白细胞计数通常偏高, 多超过 100×10^9/L,早期治疗反应不佳,诱导化疗结束后微小残留病水平更高,更易发生诱导化疗失败,常规化疗疾病复发率高,预后差。

▐▶ Ph 样急性淋巴细胞白血病怎样诊断?

Ph 样急性淋巴细胞白血病目前尚无统一的诊断标准,主要是基于基因表达谱分析,由于该项检查成本较高,耗时长,尚未在我国广泛应用。目前,国内医疗机构主要是对 B 细胞急性淋巴细胞白血病患者采用 PCR 方法、FISH 探针方法进行 Ph 样急淋相关基因的筛查从而进行诊断。由于检测方法有限,仍可能漏诊部分 Ph 样急性淋巴细胞白血病患者。

▐▶ Ph 样急性淋巴细胞白血病该如何治疗?

Ph 样急性淋巴细胞白血病常规化疗效果差,疾病容易复发,应该按照高危组急性淋巴细胞白血病对待,在疾病早期给予强烈化疗,缓解后有条件的情况下尽快行异基因造血干细胞移植。除传统化疗外,由于 Ph 样急性淋巴细胞白血病存在激酶活化的异常,主要为 ABL、JAK 激酶通路异常,在化疗的同时,可酌情加用 TKI、JAK 抑制剂等靶向药物。

早期前体 T 细胞急性淋巴细胞白血病

▌▶ 什么是早期前体 T 细胞急性淋巴细胞白血病?

早期前体 T 细胞急性淋巴细胞白血病是 2016 年 WHO 淋巴造血组织肿瘤分类提出的一种 T 细胞急性淋巴细胞白血病建议分类亚型。早期前体 T 细胞起源于造血干细胞,是新由骨髓迁移到胸腺的细胞亚群,因此保留了一定的多向分化潜能。早期前体 T 细胞急性淋巴细胞白血病的诊断主要依靠免疫表型, 其免疫表型的特点为 T 细胞分化抗原表达有限,而保留了干细胞以及髓系抗原。早期前体 T 细胞急性淋巴细胞白血病具有起病时低白细胞、较少合并胸腺肿物、诱导缓解率低的临床特点。

第六章 ◀▮▮

慢性髓细胞性白血病
相关问答

慢性髓细胞性白血病 ✎
基本概念及病因学

▮▶ 慢性髓细胞性白血病发病率是多少？年龄和性别分布有什么特点？

在世界范围内，慢性髓细胞性白血病的发病率为每10万人中有1~2例，中国医学科学院血液病医院于1986—1988年3年间对全国22个省市自治区38个单位的调查结果表明，白血病年发病率为2.71/10万，其中慢性髓细胞性白血病为0.36/10万，在各类白血病发病率中占第3位。慢性髓细胞性白血病并不常见，在成年白血病患者中，只有15%~20%属于慢性髓细胞性白血病。

慢性髓细胞性白血病可以发生在任何年龄的人身上，但是慢性髓细胞性白血病的发病率随着年龄的增长而升高，因此慢性髓细胞性白血病主要累及成人，在儿童中罕见。常见发病年龄是55~65岁，50%以上的患者年龄超过60岁。男性患者略多于女性患者，男女比例约为1.7:1。

▮▶ 慢性髓细胞性白血病的病因是什么？

慢性髓细胞性白血病的发病原因是基因突变，但尚未发现导致患病的明确风险因素。有研究显示慢性髓细胞性白血病可能与下列因素相关。

（1）环境因素影响：与接触大剂量放射性照射有一定相关性（例如，日本原子弹爆炸中幸存者可证实这点）。然而是否接受放射治疗就会导致慢性髓细胞性白血病发生，这点现在还存在争议，因为有些接受大剂量放射性照射者并未发生慢性髓细胞性白血病，很多慢性髓细胞性白血病患者亦没有大剂量放射性照射史。

（2）病毒感染。

（3）化学药物及制剂的接触,如苯和一些有害烟雾等。

慢性髓细胞性白血病的发生与遗传因素相关的证据极少。慢性髓细胞性白血病是后天获得性疾病,而非遗传性疾病。慢性髓细胞性白血病患者的后代发病率并不比普通人群高,而且在同卵双胞胎中,慢性髓细胞性白血病的发病并无直接联系。慢性髓细胞性白血病和感染之间也没有明确的联系。慢性髓细胞性白血病不具有传染性。

▣▶ 慢性髓细胞性白血病临床表现有哪些？突出表现是什么？

慢性髓细胞性白血病起病缓慢，其自然病程包括无症状期、慢性期、加速期及急变期 4 个阶段,多数患者是在症状出现之后才去就诊并得以诊断。只有极少数患者在体检或因为其他原因检验血液时才发现血液异常，此时脾脏可能已有轻度肿大或不肿大。

慢性期常见症状包括乏力、头晕、腹部不适等,伴有基础代谢增高的相关症状,如怕热、盗汗、多汗、体重减轻、低热、心悸和精神紧张等。脾大引起腹胀、左上腹沉重感或左上腹疼痛、食后饱胀感等。

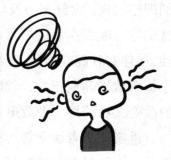

乏力、头晕

进展期(包括加速期和急变期):加速期是慢性髓细胞性白血病进入急变期的过渡阶段,也是患者病情恶化的转折点,其临床表现是一个循序渐进、逐渐加剧的过程,难以绝对分开,并且有 20%~25% 的患者不经加速期而直接进入急变期。进展期在临床上以不明原因的低热、乏力、食欲缺乏、盗汗、消瘦加重为特点,伴有与白细胞不成比例的脾脏迅速肿大伴压痛、淋巴结突然肿大、胸骨压痛明显和骨骼发生溶骨性变化而骨骼疼痛等体征,贫血常进行性加重。进入急变期,除伴有上述症状外还表现为全身骨痛,肝、脾、淋巴结肿大,髓外浸润表现。严重的中性粒细胞缺乏常导致难以控制的细菌、真菌感染;严重的血小板缺乏导致出血趋势加重,甚至会发生脑出血而死亡。

慢性髓细胞性白血病最突出的表现为脾大相关的腹胀、食欲减退以及乏力消瘦等。胸骨压痛也是常见的体征,通常局限于胸骨体,因触痛而拒绝按压。面色苍白也是本病特征性改变,早期可不明显,随病情加重而显著。

▇▶ 慢性髓细胞性白血病血常规有什么特点?

白细胞数增加是本病的显著特征,诊断时白细胞通常在 $30×10^9$~$90×10^9$/L,少数高达 $100×10^9$/L 以上。白细胞数增加与脾脏肿大呈正相关性。分类可见到各阶段原始及幼稚粒细胞,以中幼粒及晚幼粒细胞为主,嗜酸性及嗜碱性粒细胞增多。嗜碱性粒细胞绝对值升高在疾病的早期即已出现。血红蛋白及红细胞早期可正常,血片中可以见到少量有核红细胞。随着疾病进展可出现血红蛋白下降。贫血多为正细胞正色素性,如伴有骨髓纤维化,红细胞可出现大小不均,呈现明显的异形性。血小板多数增高或正常,增高者可达 $1000×10^9$/L 以上,增高程度与白细胞数改变无相关性。少数患者血小板可减少。

进展期患者血常规检查发现外周血白细胞计数进行性上升(治疗无效),少数患者可减低,原始细胞及幼稚细胞比例增高,在加速期原始细胞数达 10%~20%,急变期患者原始细胞>20%。嗜碱性粒细胞比例增高,比例常>20%,血红蛋白下降,血小板计数显著减少或增多。

▇▶ 慢性髓细胞性白血病骨髓形态有什么特点?

骨髓涂片呈明显增生或极度增生,造血细胞占骨髓细胞的 75%~90%,以粒系细胞增生为主,红细胞及淋巴细胞相对减少,分类中以中、晚幼粒细胞增多为主,嗜碱性粒细胞及嗜酸性粒细胞比例增多,可见幼稚阶段的嗜碱性及嗜酸性粒细胞。巨核细胞数可增高也可正常,易见小巨核细胞。巨核细胞形成血小板良好,涂片中血小板不少,可成堆分布。

▮▶ 慢性髓细胞性白血病为什么要进行染色体检查?染色体检查有什么特点?

Ph 染色体是慢性髓细胞性白血病特征性的遗传学异常,常规细胞核型分析是最常用的检测手段,95%患者能够检测到标志性 Ph 染色体:t(9;22)(q34;q11),敏感性为 1%~5%。荧光原位杂交是一项敏感、精确的检测 BCR/ABL 融合基因技术,部分染色体核型正常的患者通过荧光原位杂交方法检测出 BCR/ABL 融合基因的重排得以明确诊断,荧光原位杂交敏感性为 0.5%~5%。

少数患者除 Ph 染色体外,还伴有其他染色体核型的改变,如双 Ph 染色体、+8、i(17q)、−17、+19、+21、+19、−22,它们可合并出现于 Ph 克隆(CCA/Ph+),或独立于 Ph 克隆出现(CCA/Ph−)。染色体核型对酪氨酸激酶抑制剂治疗效果具有一定的预测价值。5%~10%的患者会出现 CCA/Ph,除非合并病态造血,其对行酪氨酸激酶抑制剂治疗患者的生存基本无负面影响。CCA/Ph+,尤其是+8、+Ph、+19、−17、−22 缺失等主要途径异常对伊马替尼初始治疗具有负面影响,此类患者应当尝试更为有效的治疗。

酪氨酸激酶抑制剂治疗中出现上述核型异常往往是进展加速的指征。

▮▶ 慢性髓细胞性白血病为什么要进行特殊基因检查?目前要进行哪些基因检查?

疑诊慢性髓细胞性白血病的患者必须进行 BCR/ABL 融合基因的检查。慢性髓细胞性白血病标志性 Ph 染色体 t(9;22)(q34;q11)导致 BCR/ABL 融合基因形成,转录翻译生成具有持续酪氨酸激酶活性的融合蛋白,激活下游信号通路,引起下游细胞内信号的激活,从而促进细胞增殖并抑制细胞凋亡,改变细胞黏附活性,导致慢性髓细胞性白血病的发生。采用 RT-PCR(反转录-聚合酶链反应)技术检测 BCR/ABL 融合基因是确立慢性髓细胞性白血病诊断的重要手段之一,同时由于其高度的敏感性,BCR/ABL 融合基因检测在慢性髓细胞性白血病治疗疗效评价、微小残留病监测方面均有重要作用。

由于慢性髓细胞性白血病的诊断需要排除其他骨髓增殖性肿瘤(包括真性红细胞增多症、原发性血小板增多症、骨髓纤维化等),JAK2突变、MPL 突变往往出现于慢性髓细胞性白血病以外的骨髓增殖性肿瘤患者,因此,对于疑诊慢性髓细胞性白血病的患者,应当常规进行上述基因的检测。

▉▶ 慢性髓细胞性白血病患者需要做白血病免疫分型吗?

慢性髓细胞性白血病患者分期不同,其骨髓细胞的成分不同导致了免疫表型的差异。对于慢性期的患者,骨髓以近成熟阶段粒细胞增生为主,原始细胞比例不高,细胞免疫表型主要表现为髓系抗原弱表达。慢性期患者的诊断常规不需要进行白血病的免疫分型。但对于慢性髓细胞性白血病的急变患者,应当留取骨髓或血液标本进行白血病免疫分型的检测,确定急变类型,采用针对性联合化疗方案获得最佳治疗效果。

▉▶ 如何确定慢性髓细胞性白血病的诊断? 需要进行哪些检查?

慢性髓细胞性白血病是复杂的疾病,只有在彻底检查的基础上,才能准确划分疾病类型和分期,制订最适合的治疗方案。所以在治疗前,患者常常会接受很多的检查。

(1)详细的体格检查:尤其应当注意肝大、脾大情况,明确有无髓外白血病的浸润。

（2）血液学检查：往往出现白细胞和（或）血小板的升高，外周血白细胞分类见不成熟粒细胞，嗜酸性和（或）嗜碱性粒细胞增多。

（3）骨髓细胞形态学检查：有核细胞增生以粒系细胞尤其是中、晚幼粒细胞为主，嗜碱性粒细胞及嗜酸性粒细胞比例增多，巨核细胞形成血小板良好。

（4）中性粒细胞碱性磷酸酶检测：中性粒细胞碱性磷酸酶水平是异常降低的。

（5）细胞遗传学/分子遗传学检查：Ph染色体或BCR-ABL融合基因是慢性髓细胞性白血病特征性的遗传学异常。

（6）其他生化检查：初治的慢性髓细胞性白血病通常还可能会发生高尿酸症，其尿酸分泌常为正常人的2~3倍。治疗初期则可因细胞迅速破坏，进一步造成大量嘌呤的释放，导致尿酸沉淀而形成泌尿道结石、痛风性关节炎或尿酸性肾病。

▶ 慢性髓细胞性白血病需要和哪些疾病鉴别？

典型的慢性髓细胞性白血病的诊断并不困难，确诊需要细胞遗传学或分子学证据。细胞遗传学检查发现有阳性的Ph染色体，或分子生物学检查发现BCR/ABL融合基因阳性，即可确定慢性髓细胞性白血病的诊断。慢性髓细胞性白血病的鉴别诊断由临床医生根据患者临床表现及相关检查结果进行。

早期的慢性髓细胞性白血病最主要应当应与类白血病反应相鉴别，类白血病反应是机体受刺激而发生的类似于白血病的血象变化。常见的原因为感染、中毒、肿瘤、大出血、急性溶血、休克和外伤等，尤以感染和肿瘤较多见。

慢性髓细胞性白血病最主要应当与其他骨髓增殖综合征（骨髓增生性疾病、骨髓增生性肿瘤）鉴别。慢性髓细胞性白血病与真性红细胞增多症、原发性骨髓纤维化及血小板增多症同属于骨髓增殖综合征范畴，在其发病过程及临床表现方面有着相似的临床特征，且可以相互转化。部分慢性粒细胞白血病患者的血红蛋白超过正常，甚至达200g/L。多数慢性粒细胞白血病患者伴有血小板显著增多。慢性髓细胞性白血病各期均可伴发骨髓纤维化。由于这四种疾病的预后是不同的，所以慢性髓细胞性白血病需与骨髓纤维化、真性红细胞增多症、血小板增多症仔细鉴别。Ph染色体的存在或BCR/ABL融合基因阳性是慢性髓细胞性白血病区别于真性红细胞增多症、原发性骨髓纤维化和血小板增多症的显著特征。

慢性髓细胞性白血病还应与慢性中性粒细胞白血病、慢性嗜酸性粒细胞白血病、慢性嗜碱性粒细胞白血病、慢性粒单细胞白血病相鉴别。慢性中性粒细胞白血病少见，病情进展缓慢，白细胞增高以成熟中性粒细胞为主，中性粒细胞碱性磷酸酶活性增高，且极少发生急变。嗜酸性、嗜碱性粒细胞白血病分别以各阶段嗜酸性或嗜碱性粒细胞增多为主要表现，且伴有嗜酸性、嗜碱性粒细胞形态异常。除单核细胞显著增多外，慢性粒单细胞白血病临床特点及骨髓象与慢性髓细胞性白血病极相似。此类慢性白血病与慢性髓细胞性白血病鉴别的主要依据是缺乏Ph染色体或BCR/ABL融合基因。

另外，慢性髓细胞性白血病的脾大还应与肝硬化、血吸虫病、黑热病、霍奇金病、肝糖原累积病等引起的脾大相鉴别。慢性髓细胞性白血病合并脾梗死引起的左上腹剧痛应与相关急腹症相鉴别。但由于本病有特殊血象，鉴别并不困难，脾脏B超可以鉴别。

▪▪▶ 慢性髓细胞性白血病如何分期？

慢性髓细胞性白血病的分期是目前指导治疗的主要依据，也是预后判断的参考标准。慢性髓细胞性白血病分期应参照以下的客观指标。

（1）慢性期：①外周血或骨髓中原始细胞<10%；②没有达到诊断加速期或急变期的标准。

（2）加速期：①外周血或骨髓中原始细胞占10%~19%；②血液中嗜碱性粒细胞≥20%；③对治疗无反应或非治疗引起的持续血小板减少

($\leqslant 100\times10^9$/L)或增高($\geqslant 1000\times10^9$/L);④克隆演变(Ph 染色体以外的其他染色体异常);⑤进行性脾脏增大或白细胞计数增高

(3)急变期:①外周血或骨髓中原始细胞$\geqslant 20\%$;②骨髓活检原始细胞集聚;③髓外原始细胞浸润。

▮▶ 哪些情况提示慢性髓细胞性白血病进展?

出现前文所述的进展期临床表现,或与白细胞不成比例的脾脏迅速肿大伴压痛,或淋巴结突然肿大,或胸骨压痛明显,或骨骼发生溶骨性变化而发生骨骼疼痛,或髓外浸润的表现和体征,或进行性加重的贫血,或白细胞升高、血小板的升高或降低提示疾病的进展。出现附件染色体的异常亦提示疾病的进展。

▮▶ 慢性髓细胞性白血病的生存期如何? 死亡的主要原因是什么?

慢性髓细胞性白血病的生存期受病例选择及治疗的影响差异较大。1924 年,Minot 观察 52 例未治疗慢性髓细胞性白血病患者诊断后生存时间平均为 31 个月,随着治疗的不断改进生存期也逐渐延长,尤其是伊马替尼为代表的酪氨酸激酶抑制剂的临床应用改变了慢性髓细胞性白血病的病程。目前数据显示,酪氨酸激酶抑制剂治疗的慢性期慢性髓细胞性白血病患者的预期生存期与同龄人群相似。

慢性髓细胞性白血病死亡的主要原因是病情进展后粒细胞和血小板减少引起的感染和出血。少数患者可因治疗不当或化疗后骨髓衰竭而死。随着酪氨酸激酶抑制剂的广泛应用和生存期延长,部分患者可能死于慢性髓细胞性白血病以外的其他疾患。

慢性髓细胞性白血病治疗相关问题 ✎

■▶ 慢性髓细胞性白血病的治疗目标是什么？

首先是将疾病尽量控制在慢性期，以延长患者的生命。以伊马替尼为代表的酪氨酸激酶抑制剂的应用已经成功逆转了慢性髓细胞性白血病的自然病程。

在延长生存期的基础上，提高生活质量并像正常人一样生活成为慢性髓细胞性白血病患者的诉求。医生和患者在良好沟通的情况下，依据患者基础疾病、药物的耐受性选择恰当的酪氨酸激酶抑制剂，进行剂量的调整，在保证疗效的基础上尽可能减少药物不良反应。

无须治疗的持续缓解，即"治愈"慢性髓细胞性白血病，是我们的终极目标。长期酪氨酸激酶抑制剂治疗并获得持续稳定深度分子学反应的患者，部分能够实现长期无法治疗的持续缓解。复发患者多数在停药半年内复发，但晚期复发依然存在。

■▶ 慢性髓细胞性白血病如何治疗？不同分期慢性髓细胞性白血病的治疗有差异吗？

慢性髓细胞性白血病各期患者首选的治疗方案均为口服酪氨酸激酶抑制剂，参照疾病分期不同以及患者的基础疾病，采用适当的 TKI 作为初始治疗。慢性期患者通过酪氨酸激酶抑制剂治疗获得长生存已经得到大量数据的支持，但是进展期患者采用酪氨酸激酶抑制剂治疗获得长期生存的比例远低于慢性期患者，绝大多数进展期患者在酪氨酸激酶抑制剂治疗基础上需要联合异基因造血干细胞移植进行根治。

▌▶ 什么是酪氨酸激酶抑制剂？为什么酪氨酸激酶抑制剂能有效治疗慢性髓细胞性白血病？

关于慢性髓细胞性白血病的发病机制,我们谈到了 Ph 染色体的形成产生 BCR-ABL 融合基因,其编码产物具有持续酪氨酸激酶活性并活化下游信号通路导致慢性髓细胞性白血病的发生。酪氨酸激酶抑制剂可作为三磷酸腺苷与酪氨酸激酶结合的竞争性抑制剂, 也可作为酪氨酸的类似物,阻断酪氨酸激酶的活性,抑制肿瘤细胞增殖,诱导肿瘤细胞凋亡,发挥抗肿瘤作用。目前,国内可用于慢性髓细胞性白血病治疗的酪氨酸激酶抑制剂包括一代的伊马替尼,二代尼洛替尼、达沙替尼以及我国自主研发的新药氟马替尼。此类均可与三磷酸腺苷竞争性结合 BCR-ABL 融合蛋白,抑制其酪氨酸激酶活性及其下游信号传导,从而发挥抗白血病作用。

▌▶ 什么是慢性髓细胞性白血病的低危组、中危组和高危组？治疗方案有什么不同？

有许多因素影响着慢性髓细胞性白血病的慢性期及生存期, 目前常用的三种预后积分系统分别为:①Sokal 的预后积分公式评估患者预后,主要涉及指标包括年龄、脾脏大小、血小板计数及外周血原始细胞比例;②EURO 积分系统,在 Sokal 积分参数基础上增加了外周血嗜酸性粒细胞和嗜碱性粒细胞比例; ③EUTOS 积分系统在伊马替尼治疗时代形成,涉及的 2 个参数为脾脏大小和外周血嗜碱性粒细胞比例。所有指标应当是患者初次诊断并且未使用任何治疗前的参数。Sokal 和 EURO 积分系统分别将患者分为低危、中危和高危三组,而 EUTOS 积分系统将患者分为低危和高危两组。高危组患者的生存期和遗传学反应情况均不如低危组的患者。

欧美等国家以及日本等将尼洛替尼、达沙替尼、博苏替尼等二代酪氨酸激酶抑制剂与伊马替尼并列作为初诊患者的一线治疗。《中国慢性髓细胞性白血病诊疗指南》(2020年版)推荐伊马替尼、二代尼洛替尼、氟马替尼和达沙替尼作为慢性粒细胞白血病慢性期患者的一线治疗。由于高危组患者对伊马替尼治疗反应远低于中低危组的患者，因此对中高危的患者更推荐二代酪氨酸激酶抑制剂作为一线药物。

▐▶ 慢性髓细胞性白血病慢性期如何治疗？

慢性期患者依照危险度分层、治疗目标、并发症及合并用药，选择恰当的酪氨酸激酶抑制剂作为首选治疗。治疗期间应定期进行治疗反应综合评估并及时调整治疗方案。

▐▶ 慢性髓细胞性白血病慢性期各种治疗方案疗效有什么区别？

酪氨酸激酶抑制剂靶向治疗：酪氨酸激酶抑制剂针对慢性髓细胞性白血病的致病基因 BCR-ABL 发挥抗肿瘤作用。大多数抗肿瘤药物进入体内，不仅会杀伤肿瘤细胞，对人体正常细胞也有杀伤作用，如肿瘤的传统化疗会引起脱发等副作用，就是正常组织受损的表现。而靶向治疗则像"长了眼睛"一样，当药物进入体内能够直接找到有问题的部位，发挥其药理作用。以伊马替尼为代表的酪氨酸激酶抑制剂靶向治疗以其卓越的疗效与较高的安全性和耐受性，迅速成为慢性髓细胞性白血病一线标准治疗，适用于慢性期、加速期及急变期的慢性髓细胞性白血病患者。

造血干细胞移植：这是目前唯一有望治愈慢性髓细胞性白血病的治疗方法，在伊马替尼出现之前，那些接受药物治疗无效的新诊断慢性髓细胞性白血病患者通常考虑进行造血干细胞移植。但是，由于这种方法受到供者来源和患者年龄的限制，移植导致的并发症较严重，移植后2年死亡率高，早期生存质量差，并且价格高昂，目前造血干细胞移植主要推荐作为那些对二线治疗药物无效的慢性期患者和进展期患者的治疗选择。

干扰素治疗：目前，对于慢性期患者来说，国内外指南均不推荐干扰素作为主要的治疗选择，因为干扰素治疗的疗效不佳，也不能阻止疾病进展，而且必须接受足够大剂量的治疗才能获得预期疗效，但通常在中国患者中难以实现。另外，干扰素治疗的不良反应常见，超过90%患者出现流感样的全身反应导致患者的耐受性差。

化学治疗：以羟基脲、白消安为代表的化疗不能使 Ph 染色体减少或消失，并且易产生抗药性，既不能防止疾病的进展，也不能延长患者的生存时间。另外，化疗的副作用多，而且比较严重。目前，国内外指南均不推荐化疗作为主要治疗选择。

▊▶ 什么是慢性髓细胞性白血病血液学缓解？

完全血液学缓解应当符合以下标准：①患者临床症状和体征完全消失，临床无可触及的脾大；②患者血常规检查正常，血小板计数<$450×10^9$/L，白细胞计数<$10×10^9$/L，外周血中无髓性不成熟细胞，嗜碱性粒细胞<5%。

▊▶ 什么是慢性髓细胞性白血病遗传学反应？有什么意义？

慢性髓细胞性白血病患者治疗期间，采用染色体 R 或 G 显带技术分析染色体核型，至少计数20个分裂象，评价细胞遗传学反应。①完全细胞遗传学反应：Ph 阳性 0；②部分细胞遗传学反应：Ph 阳性 1%~35%；③次要细胞遗传学反应：Ph 阳性 36%~65%；④微小细胞遗传学反应：Ph 阳性 66%~95%；⑤无细胞遗传学反应：Ph 阳性>95%。酪氨酸激酶抑制剂治疗患者12月内获得完全细胞遗传学反应往往预示可获得长期生存。酪氨酸激酶抑制剂治疗不同时点的遗传学反应情况是判断临床治疗效果的重要标准之一，临床医生可依据临床治疗效果调整治疗方案。

▮▶ 什么是慢性髓细胞性白血病分子学反应？有什么意义？

采用定量 PCR 的方法检测 BCR-ABL 融合基因转录本水平是判断慢性髓细胞性白血病患者治疗分子学反应的重要手段。采用国际标准化的 BCR-ABL 表达水平定义分子学反应如下。①主要分子学反应：BCR-ABL/ABL < 0.1%；②分子学反应 MR4：BCR-ABL/ABL < 0.01%；③分子学反应 MR4.5：BCR-ABL/ABL < 0.0032%；④分子学无法检测：在可扩增 ABL1 转录本水平下无法检测到 BCR-ABL1 转录本。

分子学反应程度与体内白血病细胞残留水平具有明显相关性，分子学反应程度越高表示体内白血病水平越低，代表疾病更加稳定。酪氨酸激酶抑制剂治疗不同时点的分子学反应结合细胞遗传学反应是判断酪氨酸激酶抑制剂临床治疗效果的重要参数。

▮▶ 血常规正常代表达到了慢性髓细胞性白血病的治疗目标吗？

血常规正常仅仅代表患者获得了血液学的缓解，这只是慢性髓细胞性白血病治疗的最为初级也是最容易获得的治疗反应。前文已经提到，慢性髓细胞性白血病的治疗目标是具有良好生活质量的长期生存，以及无治疗的持续缓解。在血液学缓解基础上，进一步获得完全细胞遗传学反应，甚至深度的分子学反应，方能获得长期生存。因此，慢性髓细胞性白血病患者血常规的正常并不能代表细胞遗传学和分子学的反应情况，定期遗传学和分子学监测是保证慢性髓细胞性白血病患者获得满意治疗效果的基础。

▮▶ 如何判断伊马替尼临床治疗反应？什么是最佳治疗反应？伊马替尼治疗反应不佳该如何调整治疗方案？

一线酪氨酸激酶抑制剂临床治疗反应包括最佳反应、警告反应及治疗失败。临床医生依据患者在伊马替尼治疗的第3、6、12个月及后续时间的血液学、细胞遗传学和分子学反应对临床治疗反应进行综合评估(表6.1),及时发现疗效不佳或失败的患者,并及时调整治疗方案以期获得最佳的治疗效果(表6.2)。

表 6.1　一线酪氨酸激酶抑制剂治疗慢性髓细胞性白血病慢性期患者治疗反应评价标准

时间	最佳反应	警告	失败
3个月	达到 CHR 基础上 – 至少达到 PCyR 　(Ph 阳性 ≤ 35%) –BCR–ABLIS≤ 10%	达到 CHR 基础上 – 未达到 PCyR 　(Ph 阳性 36%~95%) – BCR–ABLIS > 10%	– 未达到 CHR – 无任何 CyR (Ph 阳性 > 95%)
6个月	– 至少达到 CCyR 　(Ph 阳性为 0) –国际标准化的 BCR–ABL <1%	– 达到 PCyR 但未达到 CCyR (Ph 阳性 1%~35%) – 国际标准化的 BCR–ABL 1%~10%	– 未达到 PCyR 　(Ph 阳性 >35%) – 国际标准化的 BCR–ABL > 10%
12个月	–国际标准化的 BCR–ABL≤ 0.1%	–国际标准化的 BCR–ABL > 0.1%~1%	– 未达到 CCyR 　(Ph+ > 0) – 国际标准化的 BCR–ABL > 1%
任何时间	稳定或达到 MMR	Ph=0,出现 – 7 或 7q –（CCA/Ph 阴性）	丧失 CHR 或 CCyR 或 MMR,出现伊马替尼或其他酪氨酸激酶抑制剂耐药性突变,出现 Ph 染色体基础上其他克隆性染色体异常

CHR,完全血液学缓解;CyR,细胞遗传学反应;PCyR,部分细胞遗传学反应;CCyR:完全细胞遗传学反应;MMR,主要分子学反应。

表 6.2　一线酪氨酸激酶抑制剂治疗慢性髓细胞性白血病慢性期患者
治疗调整策略

治疗反应	评估	治疗方案调整
最佳治疗反应		继续原方案治疗
警告	1.评价患者依从性 2.评价药物相互作用 3.BCR-ABL 激酶突变分析	1.更换其他酪氨酸激酶抑制剂 2.继续原方案 3.临床试验 4.一线伊马替尼治疗者可考虑提高伊马替尼剂量
治疗失败	1.评价患者依从性 2.评价药物相互作用 3.BCR-ABL 激酶突变分析	1.更换其他酪氨酸激酶抑制剂 2.干细胞移植评估 3.临床试验
不耐受		1.更换其他酪氨酸激酶抑制剂 2.干细胞移植评估 3.临床试验

▐▶ 伊马替尼治疗后血常规正常，为什么还要进行骨髓检
查？要进行哪些项目检查？什么时候进行呢？

　　伊马替尼的治疗反应从依次深入的 3 个层次逐步获得：血液学、细
胞遗传学和分子学反应，治疗反应的加深意味着体内白血病负荷逐渐
降低。前文我们提到慢性髓细胞性白血病的终极治疗目标为停止治疗
的持续缓解，目前关于酪氨酸激酶抑制剂的停药研究的前提是获得持
续的深度分子学反应。血常规正常仅仅代表了血液学的治疗反应，通常
伊马替尼治疗的慢性髓细胞性白血病慢性期患者在 3 个月内可获得完
全血液学缓解。传统的羟基脲、干扰素亦能够维持慢性髓细胞性白血病
患者血液学在正常水平，但由于缺乏更深的细胞遗传学和分子学反应，
因此无法从根本上改变慢性髓细胞性白血病的病程。完全的细胞遗传
学反应通常在治疗的 12 个月之内获得，细胞遗传学反应的评价需要对
骨髓细胞进行染色体核型的分析。除了常规 G 显带的染色体核型分析，
采用免疫荧光原位杂交检测 BCR-ABL 融合基因亦常用于确定完全细

胞遗传学反应的获得。分子学反应需要进行 BCR-ABL 的定量检测进行评价。因此,对于血常规正常的患者,依然需要进行骨髓细胞染色体核型分析以及 BCR-ABL 的定量检测。下表 6.3 列举血液学、细胞遗传学和分子学反应的检测方法和检测时间。

表 6.3 慢性髓细胞性白血病治疗反应的监测

	血液学反应	细胞遗传学反应	分子学反应(外周血)	激酶突变分析
监测频率	• 每 1~2 周进行一次,直至确认达到 CHR • 随后每 3 个月进行一次,除非有特殊要求	• 初诊,TKI 治疗 3、6、12 个月进行 1 次,获得 CCyR 后每 12~18 个月监测 1 次 • 未达到最佳疗效的患者应当加强监测频率	• 每 3 个月进行 1 次直至获得稳定 MMR 后,可 3~6 个月进行 1 次 • 未达到最佳疗效的患者应当加强检测频率 • 转录本水平明显升高并丧失 MMR 时应尽早复查	• 进展期患者行 TKI 剂治疗前 • 未达最佳反应或病情进展时
监测方法	• 全血细胞计数(CBC)和外周血分类	• 骨髓细胞遗传学分析 • FISH	• 定量聚合酶链反应检测国际标准化的 BCR-ABL 转录本水平	• 聚合酶链反应扩增 BCR-ABL 转录本后测序

CHR,完全血液学缓解;TKI,酪氨酸激酶抑制剂;CCyR,完全细胞遗传学反应;MMR,主要分子学反应。

如何保证慢性髓细胞性白血病慢性期伊马替尼治疗效果?

遵从医嘱培养良好的治疗依从性是保证伊马替尼治疗效果的前体。获得满意的治疗效果是医患双方的共同目标,充分信任医生并遵从医嘱进行治疗和随访是保证治疗效果的前提。良好的治疗依从性至少包括两方面:①遵医嘱定期进行治疗反应评估;②遵医嘱规律服药。下面从这两方面详述相关注意事项。

（1）慢性髓细胞性白血病治疗反应的监测。酪氨酸激酶抑制剂治疗中定时监测评价是酪氨酸激酶抑制剂高效治疗慢性髓细胞性白血病的基础。及时发现治疗中存在的问题并调整治疗方案是确保患者获得最佳疗效的前提。

（2）规律服药。酪氨酸激酶抑制剂治疗中断以及患者服药依从性差的问题可能导致不良临床结果，良好服药依从性教育以及严密监测对于获得最佳临床疗效非常重要。依从性不佳是指实际服药情况（包括剂量与时间）与处方服药情况比低于85%者。根据格列卫全球患者援助项目（GIPAP）的数据，需要自己购药的患者只有21%的患者第二年能按时回归购药。患者不能按时回归的理由包括：①30%的患者使用低于医生推荐的治疗剂量而延长了用药时间；②29%的患者由于自己感觉良好而自行停药；③部分患者对疾病的认识不足、缺乏随访；④只有13.8%的患者是因为经济因素不能用药；⑤7.5%的患者因耐药、不能耐受或转其他临床试验而停药。

那么不良的依从性将导致什么后果呢？

（1）依从性不佳导致总体治疗费用的上升。

美国学者统计研究发现，依从性不佳的患者虽然伊马替尼药物费用减少，但是由于疾病控制不良等原因导致其他药物治疗、门诊治疗以及住院治疗费用的大幅上升，导致最终总体治疗费用升高近一倍。

（2）依从性不佳导致治疗失败。

国内外研究资料表明，依从性良好的患者的5年主要分子学缓解率高达90%，而依从性不良的患者不足20%；对于已经获得完全细胞遗传学缓解的患者，坚持服药的依从性良好的患者2年后丧失完全细胞遗传学缓解的比例不足5%，而依从性不良的患者接近40%。

▶▶ 慢性髓细胞性白血病伊马替尼治疗有什么不良反应？

伊马替尼治疗不良反应包括血液学（血细胞减少）和其他脏器的非血液学不良反应。药物不良反应按照轻重程度分为0~5级，0级代表无不良反应,5级往往代表不良反应导致的死亡。

(1)血液学不良反应表现为不同程度的白细胞和(或)血小板减少以及贫血等。

(2)非血液学不良反应主要包括:

- 胃肠道反应,如恶心、呕吐、腹泻;
- 流感样症状,如头痛、低热、乏力等;
- 骨骼肌肉毒性,如骨骼、肌肉疼痛及酸胀

不适,肌肉痉挛等;

- 体液潴留,如外周水肿、浆膜腔积液;
- 皮疹,多见,但多数为轻度且自限性;
- 其他生化指标异常,多数无显著的临床意义,罕见脏器衰竭者。

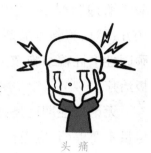

头痛

▐▐▶ 如何应对伊马替尼治疗不良反应?

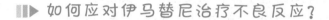

从临床以及国内外资料显示,绝大多数不良反应为轻-中度,支持对症治疗可缓解;不良反应多在治疗早期出现,绝大多数为自限性;进展期患者不良反应多于慢性期患者;严重不良反应可减量或暂停治疗,缓解后应逐渐恢复用药;不合理的药物减量或中断治疗会导致疾病快速进展。治疗相关的不良反应通过密切检测以及科学管理能够得到有效控制,谨记与医生及时沟通并在医生指导下采取恰当的措施,切勿擅自减量、停药或合并使用其他药物。以下就血液学和非血液学不良反应的应对做详细说明。

(1)血液学不良反应。对于慢性期患者:2级以内不良反应不主张减量或停药,应当加强监测频率,直至不良反应缓解;出现3级以上血液学不良反应,可暂停用药并采取支持对症治疗,直至不良反应缓解至1级以内。如在2周内恢复,以原用药剂量重新开始治疗;持续超过2周,可从低剂量重新开始治疗。如果患者存在持续中性粒细胞减少,可采用生长因子联合酪氨酸激酶抑制剂治疗。不主张针对3~4级贫血停药,建议输注红细胞改善症状。对于加速期和急变期的患者:发生3级以上血

细胞减少时应行骨髓检查,鉴别疾病进展和药物相关性骨髓抑制。非疾病进展所致的全血细胞减少处理如下:①全血细胞减少持续2周,将酪氨酸激酶抑制剂减量持续治疗;②如全血细胞减少持续4周,暂停酪氨酸激酶抑制剂,直至中性粒细胞计数≥$1.0×10^9$/L,且血小板计数≥$20×10^9$/L,然后重新以低剂量酪氨酸激酶抑制剂开始治疗;③如果患者存在顽固性中性粒细胞减少和血小板减少, 可以采用生长因子及输注血小板治疗。

无论慢性期还是进展期患者, 酪氨酸激酶抑制剂治疗第1个月内尽量不要停药,应当在药物减量的基础上加强支持对症治疗。

(2)非血液学不良反应:原则上2级以内非血液学不良反应以支持对症治疗为主, 如果对症处理无效或出现3级以上的非血液学不良反应,可减少药物剂量或暂停用药直至症状恢复至1级或更好。

● 胃肠道反应:恶心,在伊马替尼服药同时进食,并大量饮水;

● 腹泻:给予对症支持治疗,可酌情使用蒙脱石、小檗碱等收敛药物;

● 流感样症状:支持对症,在医生指导下使用非甾体抗炎药,如布洛芬等;

● 骨骼肌肉疼痛:在医生指导下补充钙、镁离子,或使用非甾体抗炎药;

● 体液潴留:伊马替尼引起的液体潴留以外周水肿多见,尤其是眶周水肿。轻度的液体潴留支持对症治疗应在医生指导下使用利尿剂;若患者症状明显,需要减少酪氨酸激酶抑制剂剂量,甚至暂时中断酪氨酸激酶抑制剂,可短疗程应用糖皮质激素,待症状、体征好转后减少剂量重新开始治疗;

● 皮疹:轻症患者可通过服用抗组胺药或局部涂抹甾体药物,严重患者需要停用酪氨酸激酶抑制剂并口服糖皮质激素治疗, 在症状消失后可恢复酪氨酸激酶抑制剂治疗,必要时应减少剂量重新开始。

● 其他脏器损伤:①肝脏不良反应, 主要为肝酶升高或胆红素升高,尼洛替尼治疗患者胆红素升高常见。2 级以上的肝功能损伤患者应在医生指导下减少酪氨酸激酶抑制剂剂量或停药,并予以对症支持治疗,症状恢复至 1 级以内再重新开始治疗;②QT 间期延长,QT 间期 > 480 毫秒,暂停用药,同时保证血钾、镁在正常范围,待 QT 间期恢复至 450 毫秒以内重新以原剂量或减少剂量开始治疗,恢复用药 7 天后应当复查ECG 以检测 QT 间期。

▦▶ 患者感觉良好并且血常规正常,伊马替尼可以减量或者停药吗?

前文已述,规律服药、定期监测是伊马替尼治疗效果的重要保证。临床症状的消失及血常规的正常仅能直接反映血液学的缓解,是否获得细胞遗传学和分子学的反应需要进行染色体和融合基因的检测。擅自减量或停药极易诱导伊马替尼耐药。国外对于伊马替尼治疗 5 年以上并且获得深度分子学反应 2 年以上的慢性髓细胞性白血病患者尝试停药观察,结果表明 50% 以上的患者在停药 1 年内复发。临床上也有不少患者自行停药或减量导致酪氨酸激酶抑制剂治疗失败。酪氨酸激酶抑制剂治疗获得持久深度分子学反应后尝试停药的患者应当在有经验的医生指导下谨慎进行。

▦▶ BCR-ABL 融合基因转阴可以停用伊马替尼吗?

BCR-ABL 融合基因转阴尝试停用酪氨酸激酶抑制剂的数据多来自临床试验,不主张常规临床治疗中使用。由于检测敏感性的限制,常用分子学监测的定量 PCR 检测 BCR-ABL 融合基因的敏感性为 10^{-6}~10^{-4},通俗解释为,如果 10^4~10^6 的细胞中存在一个或以上的 BCR-ABL 融合基因阳性细胞,就可以通过目前的检查手段被发现,如果低于这个水平,则检测结果为阴性,以目前标准定义为分子学无法检测。因此,BCR-ABL 融合基因阴性并不代表体内白血病细胞完全清除。有学者报道,在伊马替尼治疗 4 年以上获得完全分子学反应的患者,骨髓依然可发现持续表达 BCR–ABL 融合基因的白血病细胞,这也是慢性髓细胞性白血病患者复发和耐药的根源。

▐▌▶ 除了伊马替尼,慢性髓细胞性白血病还有其他靶向药物吗?什么是二代酪氨酸激酶抑制剂?

慢性髓细胞性白血病的靶向治疗药物为酪氨酸激酶抑制剂,伊马替尼为第一代的酪氨酸激酶抑制剂,于 2003 年成功上市,目前为慢性髓细胞性白血病各期患者的一线治疗药物选择。二代酪氨酸激酶抑制剂包括尼洛替尼、达沙替尼、博舒替尼、氟马替尼。二代酪氨酸激酶抑制剂可克服部分伊马替尼耐药性突变。

▐▌▶ 如何在伊马替尼和其他靶向药物中选择适合的药物?

应当依照患者疾病分期、预后评分、基础疾病合并用药、药物适应证及主要不良反应、经济情况选择适当的靶向药物,建议患者在有经验的临床医生指导下结合自身情况进行合理的选择。

▐▌▶ 二代酪氨酸激酶抑制剂的不良反应有哪些?如何处理二代酪氨酸激酶抑制剂的不良反应?

尼洛替尼和达沙替尼的不良反应依然分为血液学不良反应和非血液学不良反应。

1.尼洛替尼非血液学不良反应包括 QT 间期延长、肝脏毒性(肝酶升高、胆红素升高)、胰腺毒性(脂肪酶、淀粉酶升高,胰腺炎等)、糖脂代谢异常(高血糖、高脂血症等)、流感样症状(如头痛、骨骼和肌肉疼痛、低热等)、胃肠道反应(恶心、呕吐等)、皮肤损害(皮疹、瘙痒等过敏表现)以及外周动脉闭塞性疾病等。

2.达沙替尼非血液学不良反应包括水钠潴留(如浆膜腔积液)、流感样症状(如头痛、骨骼和肌肉疼痛、低热等)、胃肠道反应(恶心、呕吐、腹泻等)、皮肤损害(皮疹、瘙痒等过敏表现)以及罕见的肺动脉高压。

3.尼洛替尼与达沙替尼血液学不良反应处理原则相似。

(1)3~4级中性粒细胞减少(中性粒细胞绝对计数<1.0×10⁹/L):暂停用药,直至中性粒细胞绝对计数≥1.5×10⁹/L。依照恢复时间采用原剂量或减少剂量的药物继续治疗。如果患者存在持续中性粒细胞减少,可采用生长因子联合尼洛替尼、达沙替尼治疗。

(2)3~4级血小板减少(血小板计数<50×10⁹/L):暂停用药,直至血小板计数≥50×10⁹/L。血小板计数<30×10⁹/L应输注血小板。依照恢复时间采用原剂量或减少剂量的药物继续治疗。

(3)3~4级贫血:尽管促红细胞生成素治疗有效,但近来各种指南均不支持在髓系恶性肿瘤中使用红细胞集落刺激因子,建议输注红细胞

4.尼洛替尼非血液学不良反应的处理。

(1)QT间期延长:QT间期>480毫秒,暂停用药,同时保证血钾、镁在正常范围。依照恢复时间采用原剂量或减少剂量的药物继续治疗。恢复用药7天后应当复查ECG以检测QT间期。

(2)肝脏、胰腺毒性:出现3~4级肝脏、胰腺毒性(肝酶、胆红素、脂肪酶、淀粉酶升高),暂停用药,直至症状恢复至1级或更好,并减量至400mg/d重新开始治疗。

(3)其他:3级非血液学不良反应采取相应具体治疗措施,如果对症处理无效,按4级不良反应处理。4级非血液学不良反应采取暂停用药直至症状恢复至1级或更好, 然后考虑减量至400mg/d重新开始治疗。

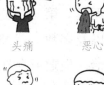

- 头痛,对症支持;
- 恶心,对症支持;

头痛　　　恶心

- 腹泻,对症支持;
- 皮疹,局部或全身应用类固醇,药物减量、中断用药或停药。

腹泻　　　皮疹

5.达沙替尼非血液学不良反应的处理。

3级非血液学不良反应采取相应具体治疗措施,如果对症处理无效,按4级不良反应处理。4级非血液学不良反应采取暂停用药直至症状恢复至1级或更好,然后考虑减量重新开始治疗。

(1)水钠潴留:渗透性利尿,支持对症治疗。

(2)浆膜腔积液:暂停达沙替尼,渗透性利尿,若患者症状明显可短疗程应用糖皮质激素,待症状体征好转后减少剂量重新开始治疗。

(3)头痛:对症支持。

(4)胃肠道不适:对症支持。

(5)腹泻:对症支持。

(6)皮疹:局部或全身应用类固醇,药物减量、中断用药或停药。

(7)出现肺动脉高压的患者应禁止达沙替尼的治疗。

▶▶ 尼洛替尼用药的注意事项是什么?

需要提醒患者,高脂饮食会显著增加尼洛替尼的吸收,导致不良反应增多。因此,尼洛替尼使用前2小时及用药后1小时暂停进食。

▶▶ 什么是三代酪氨酸激酶抑制剂?何时选择三代酪氨酸激酶抑制剂?

目前治疗慢性髓细胞性白血病的酪氨酸激酶抑制剂药物有一代伊马替尼,二代的尼洛替尼、达沙替尼、博舒替尼、氟马替尼,二代酪氨酸激酶抑制剂能够克服多数针对伊马替尼的耐药突变,但是对T315I突变无效。第三代酪氨酸激酶抑制剂Panotinib可有效克服T315I耐药突变以及多数二代酪氨酸激酶抑制剂的耐药突变。二代酪氨酸激酶抑制剂治疗失败或存在T315I突变的患者可选择Panotinib治疗。

▋▶ 哪里能够买到三代酪氨酸激酶抑制剂？

Panotinib 在国内并未上市，欧美等国家和中国香港等地区可通过医生处方进行购买。

▋▶ 慢性髓细胞性白血病治疗期间需要酪氨酸激酶抑制剂联合其他药物增加疗效吗？

多数慢性期和加速期的患者单用酪氨酸激酶抑制剂即能够获得满意的疗效，目前有研究者尝试酪氨酸激酶抑制剂联合干扰素或其他药物增加反应率和反应深度。由于联合用药可能增加治疗费用和不良反应的发生，临床实际应用尚需更多数据的支持。对于急变期的患者，在酪氨酸激酶抑制剂基础上联合化疗能够提高缓解率。

▋▶ 慢性髓细胞性白血病可以使用联合化疗吗？

慢性髓细胞性白血病慢性期和加速期的患者常规不推荐联合化疗，联合化疗能够短期内降低白血病负荷，但难以获得持久的血液学缓解，罕见细胞遗传学和分子学反应，因此无法改变患者的自然病程。急变期的患者可采用酪氨酸激酶抑制剂联合化疗进行诱导和维持治疗；有条件的患者缓解后应当尽快行异基因造血干细胞移植。

▋▶ 慢性髓细胞性白血病患者达到什么标准可视为治愈？

慢性髓细胞性白血病的治愈概念有两种解读，一种是酪氨酸激酶抑制剂治疗取得并维持持久细胞遗传学或分子学反应，此所谓"临床治愈"；另一种是无须治疗的持续缓解状态，此所谓"治愈"。

▋▶ 慢性髓细胞性白血病需要行移植治疗吗？

慢性髓细胞性白血病患者是否需要进行异基因造血干细胞移植需

要参照酪氨酸激酶抑制剂治疗效果和患者疾病状况进行评估选择。自从 20 世纪末伊马替尼应用于慢性髓细胞性白血病的治疗,酪氨酸激酶抑制剂逐渐取代异基因造血干细胞移植成为慢性髓细胞性白血病治疗的一线方案,但作为目前唯一可治愈慢性髓细胞性白血病的治疗方案,异基因造血干细胞移植仍广泛应用于慢性髓细胞性白血病的治疗。在酪氨酸激酶抑制剂治疗时代,应当准确评估患者疾病状态,充分考虑酪氨酸激酶抑制剂与异基因造血干细胞移植治疗对患者的风险与生存获益,结合患者的治疗意愿进行治疗方案的选择。

▮▶ 移植治疗前需要做什么准备?

移植前建议给予酪氨酸激酶抑制剂治疗至少至完全血液学缓解,且在移植前酪氨酸激酶抑制剂停药至少 2 周,不能接受酪氨酸激酶抑制剂者亦需用羟基脲、三尖杉碱类,或其他化疗,待完全血液学缓解后接受异基因造血干细胞移植。

▮▶ 慢性髓细胞性白血病在什么情况下需进行移植治疗?

异基因造血干细胞移植作为二线酪氨酸激酶抑制剂治疗失败后的三线的治疗选择,目标人群包括:①二线酪氨酸激酶抑制剂治疗失败的慢性期患者;②治疗任何时候出现 ABL 基因 T315I 突变的患者;③对多种酪氨酸激酶抑制剂治疗不耐受的患者;④加速期或急变期的患者,尤其是酪氨酸激酶抑制剂治疗期间疾病进展的患者。

▮▶ 慢性髓细胞性白血病的移植方式有哪些?

慢性髓细胞性白血病患者移植方式推荐异基因造血干细胞移植,慢性髓细胞性白血病慢性期患者不推荐一线采用异基因造血干细胞移植治疗。加速期和急变期患者移植的供者来源可不局限于同胞相合供者,可考虑无关全相合或亲缘半倍体供者。自体造血干细胞移植对于慢性髓细胞性白血病各期的治疗效果不佳。

▶ 老年慢性髓细胞性白血病患者的治疗与年轻患者相同吗？

老年慢性髓细胞性白血病患者的治疗原则与年轻患者相同，在伊马替尼出现之前，老年慢性髓细胞性白血病患者异基因造血干细胞移植的获益远不如年轻患者，在羟基脲或干扰素治疗时代，年龄始终是慢性髓细胞性白血病患者初诊预后评估的不良因素。酪氨酸激酶抑制剂的出现同样使老年患者获益。老年慢性髓细胞性白血病患者应用酪氨酸激酶抑制剂治疗时应当根据患者的耐受性和基础疾病来选择适当的酪氨酸激酶抑制剂，并且以合适的剂量开始治疗。

▶ 伊马替尼治疗慢性髓细胞性白血病费用太高，有其他替代方案吗？

以伊马替尼为代表的酪氨酸激酶抑制剂酪氨酸激酶抑制剂作为慢性髓细胞性白血病治疗首选药物，其疗效显著超越了既往化学药物、干扰素、异基因造血干细胞移植。强烈建议慢性髓细胞性白血病患者采用酪氨酸激酶抑制剂治疗，目前并无其他疗效能与之匹敌的治疗方案。

▶ 慢性髓细胞性白血病复发怎么办？

慢性髓细胞性白血病患者疾病复发的处理因既往治疗不同而采取不同措施。非酪氨酸激酶抑制剂治疗的患者疾病复发强烈建议更换酪氨酸激酶抑制剂治疗，依据疾病分期以及个体状况选择适当的酪氨酸激酶抑制剂。酪氨酸激酶抑制剂治疗过程中疾病复发的患者，首先应当评估服药依从性，进一步行ABL激酶突变的检测，依照突变结果、结合患者个体状况选择其他酪氨酸激酶抑制剂治疗或进行异基因造血干细胞移植等。

▶▶ 慢性髓细胞性白血病需要腰椎穿刺治疗吗?

通常情况下慢性髓细胞性白血病患者不需要腰椎穿刺治疗,中枢神经系统受累的慢性髓细胞性白血病患者,应当行腰椎穿刺和鞘内注射治疗。但对于急变的患者,诱导治疗缓解后可考虑腰椎穿刺治疗,并评价是否存在中枢神经系统受累。

▶▶ 加速期和急变期的慢性髓细胞性白血病该如何治疗?

加速期和急变期的患者应当依据既往治疗情况、患者个体状况、ABL 突变的情况选择适当的酪氨酸激酶抑制剂治疗,急变期患者尚需联合化疗。有条件的患者在缓解后应当尽快行异基因造血干细胞移植以获得长期生存。

▶▶ 慢性髓细胞性白血病患者在酪氨酸激酶抑制剂治疗期间能够计划妊娠吗?

女性患者不建议在酪氨酸激酶抑制剂治疗期间计划妊娠,育龄期女性开始酪氨酸激酶抑制剂治疗前可考虑进行卵子冻存。由于流产率的增高和畸形的可能,女性在计划妊娠及妊娠期间应停止酪氨酸激酶抑制剂的治疗。因此,慢性髓细胞性白血病女性患者在未获得主要分子学反应及国际标准化 BCR–ABL 转录本定量≤0.1%的情况下应避免计划妊娠。分娩后可恢复酪氨酸激酶抑制剂治疗,酪氨酸激酶抑制剂治疗期间避免哺乳。意大

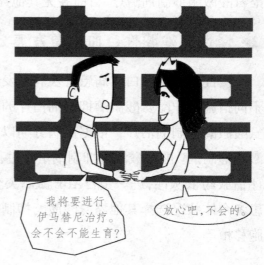

我将要进行伊马替尼治疗。会不会不能生育?

放心吧,不会的。

利慢性髓细胞性白血病协作组建议部分女性患者可计划妊娠，患者应获得稳定获得稳定主要分子学反应至少2年，计划妊娠前应停止酪氨酸激酶抑制剂治疗。

采用伊马替尼、尼洛替尼或达沙替尼治疗的男性患者通常不需要停用酪氨酸激酶抑制剂，但目前的研究对博苏替尼或普那替尼的应用经验有限。男性开始酪氨酸激酶抑制剂治疗前可考虑进行精子冻存。

第七章 ◀▌

慢性淋巴细胞
白血病相关问答

慢性淋巴细胞白血病
基本概念及病因学

▐▶ 什么是慢性淋巴细胞白血病？慢性淋巴细胞白血病的发病率是多少？年龄和性别分布有什么特点？

慢性淋巴细胞白血病是一种发展较慢、恶性度较低的肿瘤性疾病，表现为淋巴细胞在淋巴组织（包括外周血、骨髓、淋巴结及脾脏等）内不断积累，可以形成肿块或影响正常造血功能。肿瘤细胞为单克隆的 B 淋巴细胞，细胞形态类似正常成熟的小淋巴细胞。

慢性淋巴细胞白血病的发病率在不同国家有很大差别。在欧洲和北美地区，慢性淋巴细胞白血病是最常见的白血病，占所有白血病总数的 25% ~ 40%，为慢性髓细胞性白血病的两倍；而在亚洲地区，慢性淋巴细胞白血病仅占白血病的 5% 以下；在中国，慢性淋巴细胞白血病占白血病的 1.26% ~ 3.5%。发病率方面，美国为（4 ~ 5）/10 万，中国尚无准确统计数据，中国香港地区基于人群的统计显示发病率约 0.52/10 万人。

慢性淋巴细胞白血病多见于老年人，患者的发病年龄多在 50 岁以上，中位发病年龄为 65 ~ 70 岁。

慢性淋巴细胞白血病患者男性多于女性，比例为 1.5：1 ~ 2.0：1。

▐▶ 慢性淋巴细胞白血病的病因是什么？

慢性淋巴细胞白血病的病因尚不明确，可能与放射线、化学物质、不良生活习惯（如吸烟）等有关，但目前均未得到证实。尽管慢性淋巴细胞白血病男性患者较女性多，但无证据表明性激素与慢性淋巴细胞白血病发病存在相关性。

目前认为，环境因素和遗传因素的共同作用导致了慢性淋巴细胞白血病的发生。慢性淋巴细胞白血病在西方国家发生率较高，而我国及其他亚洲国家发生率低，但美国的亚裔发病率比亚洲人高，比欧美人种低，提示遗传背景和环境因素均可导致发病。与其他白血病相比，慢性淋巴细胞白血病更容易有家族倾向，具有慢性淋巴细胞白血病或其他淋巴瘤家族史者慢性淋巴细胞白血病发病率明显增加；这些均提示慢性淋巴细胞白血病存在遗传易感性。但慢性淋巴细胞白血病不是传统意义的遗传病，患者子女发生慢性淋巴细胞白血病的概率虽然明显高于普通人，但实际发生率也极低（不到万分之一），不必过于焦虑。

▥▶ 慢性淋巴细胞白血病的临床表现有哪些？突出表现是什么？

患者早期常常没有任何症状，大约70%的患者是在常规体检时发现外周血白细胞和淋巴细胞增多而初次就诊，部分患者因发现体表或腹部的肿块而就诊。患者主要表现为乏力、倦怠、多汗（或盗汗），或由于脾脏肿大引起腹胀、腹痛、食欲缺乏等非特异性症状。部分患者容易反复感染发热，或有体重下降、头晕及其他不适而就诊发现。慢性淋巴细胞白血病晚期患者会出现白血病细胞浸润多种器官导致的相关症状。

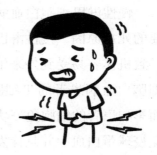

腹 痛

常见的体征包括无痛性淋巴结肿大，见于约2/3的患者，往往累及颈部、腋下和腹股沟淋巴结，进展缓慢。脾大是常见的体征，可见于约1/2的患者。脾脏体积大小不一，可于左肋缘下触及，或肿大平脐甚至伸入盆腔，偶有因脾脏破裂而就诊的慢性淋巴细胞白血病病例。

简而言之，慢性淋巴细胞白血病的突出表现为外周血白细胞和淋巴细胞增多，以及无痛性淋巴结肿大和（或）脾大。

191

▨▶ 慢性淋巴细胞白血病常见并发症有哪些?

慢性淋巴细胞白血病主要是淋巴细胞数量和功能出现问题。常见并发症也与此相关。

(1)反复感染:包括细菌、病毒甚至少见的侵袭性真菌的感染。

(2)自身免疫性疾病:如自身免疫性溶血性贫血、血小板减少等。

(3)第二肿瘤:患者免疫监视功能的缺失,同时接受过化疗或放疗也是潜在的致癌因素。免疫异常、反复感染也增加了慢性淋巴细胞白血病患者第二肿瘤的发病率。

(4)Richter 转化:部分慢性淋巴细胞白血病患者会进展为侵袭性淋巴瘤,主要是弥漫大 B 细胞淋巴瘤,亦称 Richter 综合征。

▨▶ 为什么慢性淋巴细胞白血病患者容易发生感染,还常常合并自身免疫性疾病?

慢性淋巴细胞白血病患者易于反复罹患各种感染,感染成为最主要的死亡原因。慢性淋巴细胞白血病患者细胞免疫和体液免疫的缺陷导致机体容易受到外来细菌、真菌、病毒的攻击而感染致病。慢性淋巴细胞白血病患者的 T 细胞和 NK 细胞也发生了质量与数量的变化,从而影响患者的细胞免疫功能,成为易感染的危险因素。患者经常出现低免疫球蛋白血症并且伴发抗原 – 抗体反应减弱,这种体液免疫力功能低下会导致严重的细菌性感染。慢性淋巴细胞白血病的治疗药物如烷化剂、糖皮质激素、以氟达拉滨为代表的嘌呤类似物、单克隆抗体(如利妥昔单抗)等可通过骨髓抑制引起程度不等的中性粒细胞减少,甚至达到“粒缺”状态,进一步抑制了患者的体液免疫和细胞免疫功能,加重感染。慢性淋巴细胞白血病患者合并的感染中以细菌性感染为主,自应用嘌呤类似物以来,病毒和霉菌等少见病原体的感染逐渐增加。

慢性淋巴细胞白血病患者的免疫功能异常包括免疫缺陷和自身免

疫异常。慢性淋巴细胞白血病细胞具有自身反应的特点,靶细胞主要是成熟的血细胞。临床上可导致自身免疫性溶血性贫血、免疫性血小板减少症,少数为骨髓衰竭和单纯红细胞再生障碍性贫血。慢性淋巴细胞白血病的治疗药物氟达拉滨可引起慢性淋巴细胞白血病患者自身免疫性血细胞减少。

慢性淋巴细胞白血病的血常规有什么特点?

慢性淋巴细胞白血病血常规的显著特点为白细胞升高,以淋巴细胞升高为主,可伴有贫血和(或)血小板减少。淋巴细胞绝对值升高是慢性淋巴细胞白血病的基本诊断依据,若白细胞总数正常或降低,而淋巴细胞比例增高,需计算淋巴细胞绝对值,单克隆性 B 淋巴细胞绝对值 $>5 \times 10^9$/L 是诊断慢性淋巴细胞白血病的最低要求。形态学上,慢性淋巴细胞白血病的白血病细胞类似成熟的小淋巴细胞,幼稚淋巴细胞不超过 10%。

疾病初期,多数患者血红蛋白和血小板计数基本正常,贫血和血小板减少往往是慢性淋巴细胞白血病晚期的表现。

慢性淋巴细胞白血病的骨髓形态有什么特点?

慢性淋巴细胞白血病患者的骨髓表现为,形态成熟的小淋巴细胞可占有核细胞的 30% ~ 90%。粒细胞系统、红细胞系统和巨核细胞系统的增生相对受抑制。白血病细胞在骨髓的浸润模式包括小梁间隙型、结节型、混合型和弥漫型浸润,弥漫型浸润者往往提示病期较晚,预后不佳。

慢性淋巴细胞白血病为什么要进行染色体检查? 染色体检查有什么特点及意义?

采用常规染色体 R 显带技术和荧光原位杂交,可在约 80% 的慢性淋巴细胞白血病患者中发现染色体异常，并且这些异常不仅对慢性淋巴细胞白血病的诊断、鉴别诊断具有意义，同时可指导临床医生为患者制订个体化的治疗方案，预测治疗的有效性以及患者的长期生存情况。国际指南依照患者长期生存情况将染色体异常分为良好、中等和不良核型。

（1）预后良好核型：单纯的 13 号染色体长臂缺失（13q–）。约 50%的患者出现 13q–。

（2）预后中等核型：正常核型，或 +12。大约 15% 的患者出现 12 号染色体三体，有部分研究认为其往往与病情恶化有关。

（3）预后不良核型：11 号染色体移位或长臂的缺失（11q–）和（或）17 号染色体短臂缺失（17p–）。10%～20%的患者出现 11q–，患者往往年轻，病情具有侵袭性；17p– 虽然其发生率为 5%～10%，由于涉及抑癌基因 TP53 的突变，患者往往预后不良。

另外，有部分患者出现 6 号染色体长臂缺失（6q–，发生率为 3%～5%）或 14 号染色体异常，预后意义目前无定论。

▮▮▶ 慢性淋巴细胞白血病为什么要进行特殊基因检查？目前要进行哪些基因检查？

与细胞遗传学异常相似，慢性淋巴细胞白血病患者的某些基因异常与发病机制、预后和治疗选择相关。慢性淋巴细胞白血病预后相关的基因改变包括：

（1）p53 基因突变。出现 p53 基因突变的患者多为进展型，具有白血病细胞增殖快、生存期短、对一线治疗药物抵抗的临床特点，见于约 50%的 Richter 综合征和 B 细胞幼淋细胞白血病。

（2）免疫球蛋白重链可变区突变。突变大于 98% 为预后良好的指征。

（3）NOTCH1 基因突变。发生于 5%～10%的慢性淋巴细胞白血病患者,NOTCH1 突变与生存期缩短相关。

(4)SF3B1 基因突变。发生于 5%～15%的慢性淋巴细胞白血病患者,氟达拉滨治疗失败的患者发生率较高,预后较差。

(5)BIRC3 基因突变。见于 5%的初诊患者,氟达拉滨治疗失败患者发生率高达 25%,考虑其与化疗耐药性相关。

(6)BCL-2 表达增加。这使慢性淋巴细胞白血病细胞抵抗凋亡。

(7)多剂耐药基因(MDR)。约 40%慢性淋巴细胞白血病患者 MDR-1 基因表达增高,MDR 基因异常表达更多的是促进慢性淋巴细胞白血病患者病程进展的原因,而不是慢性淋巴细胞白血病的原发病因。

▮▶ 慢性淋巴细胞白血病患者需要做白血病免疫分型吗? 免疫分型有什么特点?

疑诊慢性淋巴细胞白血病的患者必须进行白血病细胞免疫分型的检查。

慢性淋巴细胞白血病的特点是单克隆的形态接近成熟的 B 淋巴细胞持续增高,淋巴细胞的单克隆性可通过免疫分型证实。免疫表型特点为 CD5、CD19、CD20、CD23 阳性,CD22、79b 弱阳性或阴性,细胞膜表面球蛋白弱阳性或阴性,呈单克隆轻链型,FMC7 阴性,Cyclin D1 阴性。

▮▶ 如何确定慢性淋巴细胞白血病的诊断? 需要进行哪些检查?

慢性淋巴细胞白血病诊断的最低要求是持续性的外周血克隆性 B 淋巴细胞增多≥5×10⁹/L,并且 B 细胞的克隆性需要经过流式细胞仪检测细胞免疫分型确认。

(1)慢性淋巴细胞白血病诊断需要进行以下检查,明确疾病分期并判断预后。①体格检查。尤其注意确认淋巴结累及区域;②体能状况评价。注意是否存在盗汗(入睡后出汗异常,往往为透湿性出汗)、非感染

性发热(连续三天体温超过 38℃)、体重减轻(6 个月内体重减轻10%);
③血常规检测。注意淋巴细胞的绝对值和形态特点;④血生化检查,包括乳酸脱氢酶、β2 微球蛋白、尿酸等,评价肿瘤负荷和脏器功能情况;⑤外周血或骨髓细胞的免疫表型特点分析,确定 B 细胞的单克隆性;⑥细胞遗传学和分子学相关检查;⑦影像学检查。颈部、胸部、腹部、盆腔 CT(特别是外周存在淋巴结肿大和症状,并且提示可能存在巨块型淋巴结),对于常规慢性淋巴细胞白血病不推荐进行 PET/CT 检查,但是对于怀疑存在 Richter 转化的患者可以进行 PET/CT 以指导淋巴结活检的部位;⑧特殊情况下可根据需要选择检测方法。免疫球蛋白定量检测明确体液免疫情况;网织红细胞计数和直接抗人球蛋白试验(Coombs 试验)检测判断是否存在溶血;治疗前单侧的骨髓活检(±涂片)评价骨髓受累情况。

(2)对于确诊慢性淋巴细胞白血病的患者,治疗前可考虑进行下述检查,制订个体化治疗。①预期使用抗 CD20 单抗的慢性淋巴细胞白血病患者建议行肝炎病毒尤其是乙型肝炎病毒检测;②多门电路影像探测分析(MUGA)或超声心动图检测评价心功能情况;③预期进行化疗的育龄女性建议进行妊娠试验检测;④生育和精子库相关问题的讨论等。

▶▶ 慢性淋巴细胞白血病需要和哪些疾病鉴别?

慢性淋巴细胞白血病主要与表现为淋巴细胞增多、淋巴结肿大的各种疾病鉴别。

(1)反应性淋巴细胞增多:淋巴细胞增多可发生于各种病毒感染、弓形体病和百日咳,淋巴细胞增多为反应性,呈多克隆性,而非单克隆增殖;存在时间短暂而非持续性,随着原发疾病的好转,淋巴细胞数量逐渐恢复正常。

(2)其他单克隆性淋巴细胞增殖性疾病:临床上,慢性淋巴细胞白血病主要与此类疾病鉴别,包括幼淋巴细胞白血病、毛细胞白血病、套细胞淋巴瘤、脾边缘区淋巴瘤、单克隆 B 淋巴细胞增多症。上述疾病与慢性淋巴细胞白血病的细胞免疫表型的差异是主要的鉴别依据,另外,结合细胞形态特点以及细胞遗传学的特征进行鉴别。

(3)有淋巴结肿大的患者需和淋巴瘤、结核性淋巴结炎以及其他炎症引起的淋巴结肿大相鉴别。

▎▶ 慢性淋巴细胞白血病如何分期?不同分期患者的生存期如何?

慢性淋巴细胞白血病的病期划分是根据临床症状、实验室检查结果和生存状况对患者分类,便于对疾病的预后做出估计,确定何时开始治疗及如何治疗。目前有两个主要的分期系统——Rai 分期系统和 Binet 分期系统,见表7.1 和表 7.2。两个分期系统的主要分期依据包括淋巴细胞绝对计数、骨髓淋巴细胞比例、受累淋巴结区域、肝脾肿大情况、血红蛋白和血小板计数。

表 7.1 Rai 分期系统

分期	临床特点	危险度分组	中位生存时间
0	外周血中克隆性 B 细胞>5×10⁹/L 且骨髓淋巴细胞分类>40%	低危	>150 个月
I	0 期加淋巴结肿大	中危	>100 个月
II	0 ~ I 期加肝大或脾大	中危	71 个月
III	0~II 期加血红蛋白<110g/L 或血细胞比容<33%	高危	19 个月
IV	0 ~III 期加血小板<100×10⁹/L	高危	19 个月

表 7.2　Binet 分期系统

分期	临床特点	中位生存时间
A	外周血中血红蛋白≥100g/L，血小板≥100×10⁹/L，且<3 个淋巴结区受累	>84 个月
B	外周血中血红蛋白≥100g/L，血小板≥100×10⁹/L，且≥3 个淋巴结区受累	<60 个月
C	外周血中血红蛋白<100g/L 和（或）血小板<100×10⁹/L	<24 个月

▮▶ 慢性淋巴细胞白血病主要死亡原因是什么？

慢性淋巴细胞白血病是一种异质性很强的惰性疾病，多数患者预后较好，Rai 分期为低危组（0 期）患者的生存期与正常人群无明显差异。中、高危组患者的主要死亡原因包括疾病进展，如 Richter 转化、感染等。慢性淋巴细胞白血病患者细胞和体液免疫受抑，加之治疗过程中大量免疫抑制剂的使用，可导致严重感染而引起死亡。感染相关死亡占慢性淋巴细胞白血病死亡的 60%。

▮▶ 哪些因素会影响慢性淋巴细胞白血病患者的生存期？

传统采用 Rai 分期或 Binet 分期方法作为临床预后指标，但这两种分期均不能很好地预测个体患者的预后；近 20 年来，随着对该疾病发病机制及其生物学行为的深入研究，发现了一系列与预后相关的生物学指标，目前认为其中最具价值的为免疫球蛋白基因重链可变区突变状态，ZAP-70/CD38 的表达及肿瘤细胞的遗传学改变，IGHV 未突变、17p-、11q- 者预后不良。部分研究认为，血清学指标 CD23、胸苷激酶和 β2 微球蛋白的高表达亦为慢性淋巴细胞白血病的不良预后指标。

国际慢性淋巴细胞白血病工作组依据 13 个国际多中心临床研究病例，制定了一个慢性淋巴细胞白血病国际预后指数，可将患者区分为预后不同的四个危险组。参见表 7.3 和表 7.4。

表 7.3 慢性淋巴细胞白血病国际预后指数预后因素

因素		回归系数	风险比	得分
TP53 状态	突变或缺失	1.434	4.2	4
IGHV	未突变	0.950	2.6	2
β2 微球蛋白	>3.5mg/L	0.678	2.0	2
临床分期	Rai I ~IV 期或 Binet B~C 期	0.464	1.6	1
年龄	>65 岁	0.555	1.7	1

表 7.4 慢性淋巴细胞白血病国际预后指数预后分组

危险组	分值	病例数 (%)	5 年总生存 (%)
低危	0~1	340（29）	93.2
中危	2~3	464（39）	79.4
高危	4~6	326（27）	63.6
超高危	7~10	62（5）	23.3

慢性淋巴细胞白血病
治疗相关问题

▶▶ 不同分期慢性淋巴细胞白血病患者的治疗有差异吗？

慢性淋巴细胞白血病分期影响患者生存期,影响治疗时机选择,但对于治疗方案选择无决定性意义。推荐依据患者年龄、体能状况、合并基础疾病以及遗传学和分子学特征选择个体化治疗策略。

▶▶ 慢性淋巴细胞白血病的治疗目标是什么？能治愈吗？

慢性淋巴细胞白血病目前的治疗目标主要是减少并发症,改善生活质量,延长患者生存期。除了异基因造血干细胞移植,目前并无治愈慢性淋巴细胞白血病的手段。

▶▶ 慢性淋巴细胞白血病必须治疗吗？治疗指征是什么？

并不是所有确诊慢性淋巴细胞的患者都必须立刻进行治疗，大约1/3的初诊慢性淋巴细胞患者可以长期带病生存而没有任何症状，经过规范的临床评估后并不需要积极治疗，而采用"观察等待"的治疗策略。欧美的部分研究显示，疾病早期开始治疗并不能延长生存期，反而会增加第二肿瘤的发生概率。部分患者疾病进行性发展不治疗会逐渐加重并最终危及生命，这样的患者就需要治疗。

Rai 分期为 0～Ⅱ期的患者，治疗时机的正确把握可参照下述指征：①进行性骨髓衰竭的证据，如贫血、血小板减少；②贫血和（或）血小板减少进行性加重；③脾脏明显肿大（肋下 6cm 以上）或进行性肿大、淋巴结进行性肿大或长径 > 10cm；④脏器功能受损；⑤淋巴细胞计数明显增加，在两个月之内增加 50%，或 6 个月内增加 1 倍；⑥自身免疫性溶血和（或）血小板减少，且对糖皮质激素疗效不佳；⑦出现疾病相关临床症状，如体重下降，或明显乏力，或发热 >38℃，或盗汗；⑧《美国国立综合癌症网络临床实践指南》提出，对于中低危的患者，如果符合条件并愿意参加临床试验（尤其对于预期使用传统治疗无法获益的患者，推荐一线参加临床试验），亦可进行临床试验治疗。

▶▶ 慢性淋巴细胞白血病治疗方案有哪些？首选的治疗方案是什么？

目前，治疗慢性淋巴细胞白血病的主要药物包括 BTK 抑制剂（如伊布替尼、阿卡替尼、泽布替尼）、PI3K 抑制剂（如 Idelalisib、Duvelisib）、BCL2 抑制剂（如维纳托克）、抗 CD20 单抗（如利妥昔单抗、奥比妥珠单抗等）、嘌呤类物（氟达拉滨、喷司他丁、苯达莫斯汀、苯丁酸氮芥、来那度胺和甲泼尼龙等）。在小分子靶向药中，目前仅伊布替尼和泽布替尼在中国上市。

依据患者年龄、并发症、细胞遗传学结果制订合理的个性化治疗方案。

一线方案中，除个别有禁忌证患者外，均推荐应用 BTK 抑制剂，或者维纳托克联合抗 CD20 单抗。①年龄 > 65 岁或伴有严重并发症的患者，可考虑苯达莫司汀 + 利妥昔单抗或苯丁酸氮芥 + 利妥昔单抗，或 PI3K 抑制剂联合或不联合利妥昔单抗，或大剂量甲基泼尼松龙联合利妥昔单抗；②对于年龄 < 65 岁且无严重并发症的患者，除上述方案外，可考虑福达拉滨 + 环磷酰胺 + 利妥昔单抗。

▎▶ 慢性淋巴细胞白血病各种治疗方案的疗效有什么区别？

苯丁酸氮芥作为慢性淋巴细胞白血病治疗的经典药物，单药的总体有效率为 40% ~ 50%；氟达拉滨和苯达莫司丁相比苯丁酸氮芥疗效得到显著提高，氟达拉滨单药总体有效率在 60% 以上，且完全缓解的患者比例明显提高，中位反应时间延长；氟达拉滨联合其他药物例如环磷酰胺、CD20 单抗能够进一步提高疗效，有效率达 80% 以上；CD20 单抗的应用，尤其是与其他药物的联合使用，使慢性淋巴细胞白血病治疗效果取得更大的进步，显著延长患者生存期。

新药如 BTK 抑制剂、BCL2 抑制剂、PI3K 抑制剂的出现进一步提高了疗效，有效率均达 80% ~ 90%，并且提高了既往传统药物治疗效果不佳组患者的疗效，如改变了免疫球蛋白基因重链可变区未突变状态的不良预后影响，改善了 TP53 异常患者的生存。

▎▶ 什么是慢性淋巴细胞白血病的二线治疗方案？

一线治疗反应不佳或复发的患者可采用二线治疗方案。结合患者年龄、身体状况、细胞遗传学特点以及既往治疗方案和反应确定合理的二线治疗方案。一线治疗反应持久的患者，复发后可重复使用一线方案，避免应用近期曾经使用过的方案。多数情况下采用联合免疫化疗而非单药治疗,依照患者个体状况调整剂量,主要药物依然为前述一线治疗药物。

▮▶ 伊布替尼治疗慢性淋巴细胞白血病的用法是什么?

伊布替尼是一种高效、高选择性小分子口服 BTK 抑制剂,药物半衰期为 4 ~ 6 小时,主要通过细胞色素 P4503A4 酶代谢。治疗慢性淋巴细胞白血病常用 420mg(3 粒)口服,每日 1 次,每天大致时间固定,直至疾病进展或不能耐受。避免进食柚子、橙子、鱼肝油和维生素 E。

▮▶ 伊布替尼的常见副作用是什么?

伊布替尼单药常见副作用包括胃肠道反应(如腹泻、恶心、呕吐)、出血、心律失常(如房颤、血压升高)、感染(如肺炎、支气管炎等)以及血液系统不良反应(如血小板减少、中性粒细胞减少和贫血等)。

由于出血风险增加,伊布替尼不能与华法林或其他维生素 K 拮抗剂同时使用。血小板 $< 50 \times 10^9/L$ 的患者应暂停使用本药。对于需要进行手术的患者,伊布替尼应在小型手术前、后 3 天,以及大型手术前、后 7 天内停用,而后可考虑重新开始服用伊布替尼。

▮▶ 伊布替尼治疗后出现疾病进展如何处理?

首先要评估是否为疾病进展,多数患者应用伊布替尼后会出现白血病细胞升高,主要是淋巴细胞升高,其原因是位于淋巴结等组织中的淋巴细胞释放进入外周血而导致白细胞计数升高,并不是因为疾病进展所致,一般会持续数周后再缓慢下降,需要注意仔细鉴别。

如果确定出现疾病进展,不建议立即停用伊布替尼,而应该继续服用至开始接受下一治疗,否则容易引起反弹。事实上,其他的 BTK 抑制剂也不建议立即停药。

▮▶ 哪些患者可能对伊布替尼耐药？

研究表明，伊布替尼主要抑制 BTK 及下游信号通路活化，BTK-CYS481 位点突变、PLC-γ2 基因突变、CARD11 基因突变的患者对伊布替尼耐药。BTKCYS481 位点是伊布替尼的结合位点，突变后将导致伊布替尼不能结合到 BTK 蛋白上。而 PLC-γ2、CARD11 基因是 BTK 下游重要信号分子，其突变可直接活化 BTK 下游信号通路。其他 BTK 抑制剂也同样对这些基因突变耐药。

▮▶ 苯丁酸氮芥治疗慢性淋巴细胞白血病的机制和意义是什么？

苯丁酸氮芥（亦称瘤可然）是烷化剂的代表性药物，是最传统的治疗慢性淋巴细胞白血病的药物，已在临床应用数十年，通过 DNA 交联发挥抗肿瘤作用。可连续给药，每天 4~8mg，口服，连续 4~8 周，根据血象调整剂量。苯丁酸氮芥治疗的总有效率（ORR）为 30%~50%，与联合化疗方案 CVP（环磷酰胺＋长春新碱＋泼尼松）或 CHOP（环磷酰胺＋多柔比星＋长春新碱＋泼尼松）相比，单药苯丁酸氮芥可获得相似疗效。

▮▶ 氟达拉滨治疗慢性淋巴细胞白血病的机制和意义是什么？

氟达拉滨是嘌呤类似物的代表性药物，具有抑制核糖核酸还原酶的作用，阻断 DNA 合成，应用于慢性淋巴细胞白血病治疗后极大地改变了慢性淋巴细胞白血病的预后。由于标准的氟达拉滨治疗方案有较强的免疫抑制和骨髓抑制作用，而患者多为化疗耐受性较差的老年患者，应当依据患者个体情况调整剂量和化疗间隔时间，以免发生严重不良反应。氟达拉滨与苯丁酸氮芥相比，延长了患者的缓解时间（19~31个月），提高了生活质量，却并未延长患者的总生存期。

▶▶ 利妥昔单抗治疗慢性淋巴细胞白血病的机制和意义是什么？

利妥昔单抗为抗 CD20 单克隆抗体,可与慢性淋巴细胞白血病细胞的 CD20 抗原结合,通过补体依赖的细胞毒性作用(CDC)和抗体依赖细胞的细胞毒性作用(ADCC)以及诱导凋亡等途径杀伤肿瘤细胞。单独使用利妥昔单抗治疗难治性/复发性慢性淋巴细胞白血病患者,总有效率仅 10% ~ 25%,远低于其他的惰性淋巴瘤。增加利妥昔单抗剂量或增加使用次数,临床疗效可获得明显改善。但对于伴有 17p- 的高危慢性淋巴细胞白血病,单用大剂量利妥昔单抗仍然无效。目前认为,对于 70 岁以上高龄、一般状况很差、不能耐受嘌呤类似物的患者,可单独给予利妥昔单抗,以缓解病情。利妥昔单抗常常联合化疗作为慢性淋巴细胞白血病的一线治疗方案。

▶▶ 苯达莫司汀治疗慢性淋巴细胞白血病的机制和意义是什么？

苯达莫司汀是由烷基化氮芥连接嘌呤 – 氨基酸分子而成，它不仅可使单链或双链 DNA 发生交联,还可以引起蛋白和蛋白之间的交联,抑制、杀伤肿瘤细胞。在初治以及复发的患者中，苯达莫司丁疗效明显高于苯丁酸氮芥组。

苯达莫司汀需静脉注射，骨髓抑制为其主要副作用。

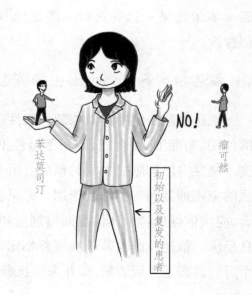

苯达莫司汀

NO!

瘤可然

初始以及复发的患者

▶ 激素在慢性淋巴细胞白血病治疗中的机制和意义是什么?

糖皮质激素通过诱导淋巴细胞凋亡以及抑制淋巴细胞发挥抗白血病作用。在慢性淋巴细胞白血病治疗中,激素能够有效控制慢性淋巴细胞白血病相关的自身免疫性溶血或血小板减少。但不推荐单一应用激素作为慢性淋巴细胞白血病的诱导、巩固或维持治疗,激素常常联合其他化疗药物、单克隆抗体以及免疫抑制剂用于慢性淋巴细胞白血病的治疗。

▶ 慢性淋巴细胞白血病转化是什么意思?

慢性淋巴细胞白血病本身是恶性度较低的淋巴瘤,但部分患者会转化为恶性度较高的淋巴瘤,主要是弥漫性大 B 细胞淋巴瘤,部分可转化为霍奇金淋巴瘤,此即 Richter 转化或 Richter 综合征。尽管采用更积极、更强烈的治疗,但 Richter 转化患者的治疗效果仍不佳。早期识别转化是成功治疗的关键。没有感染但反复或持续发热、血液中某些指标(如乳酸脱氢酶)升高、局部淋巴结的再次明显肿大是 Richter 转化的特征。肿大淋巴结病理组织学是确诊的主要手段。

▶ 慢性淋巴细胞白血病患者出现自身免疫性溶血性贫血时该如何治疗?

发生溶血时可应用泼尼松减轻溶血发作,加强碱化、利尿等对症处理。如果激素控制不佳或控制后反复发作,需要开始针对本病进行治疗。

▶ 慢性淋巴细胞白血病需要行造血干细胞移植吗?

通过现代的化疗或联合免疫化疗,慢性淋巴细胞白血病患者的预后可得到极大改观,但依然无法获得治愈,造血干细胞移植是唯一可以根治的手段。但是,慢性淋巴细胞白血病患者多为老年患者,且中位生存期可长达 10 年,因此,考虑到风险与获益,大多数患者不适合、也不需要进行造血干细胞移植。

近年来,年轻的慢性淋巴细胞白血病患者逐渐增加,1/3 新诊断的患者年龄在 50 岁以下,随着慢性淋巴细胞白血病细胞遗传学和分子学研究的进展,能够在诊断初期较准确地区分出进展快的高危患者,这些患者具有实施造血干细胞移植的指征与可能。自体造血干细胞移植不是慢性淋巴细胞白血病的治疗手段,仅作为部分 Ritcher 转化后患者的治疗选择。目前,临床上着重探讨减低剂量的异基因造血干细胞移植治疗难治性 / 复发性慢性淋巴细胞白血病患者。

▐▶ 慢性淋巴细胞白血病的支持治疗有什么意义?

慢性淋巴细胞白血病患者大多数发病年龄较大,存在免疫缺陷,而慢性淋巴细胞白血病治疗多同时抑制免疫功能,因此慢性淋巴细胞白血病患者感染(细菌、真菌、病毒)风险高,对于机体免疫球蛋白偏低的患者建议输注丙种球蛋白以提高机体非特异性免疫力;使用嘌呤类似物或阿仑单抗治疗的慢性淋巴细胞白血病患者病毒感染风险很高,必须密切监测各种病毒指标,特别对于使用阿仑单抗的慢性淋巴细胞白血病患者,由于存在较高巨细胞病毒感染的风险,应当定期(每 2~3 周)检测巨细胞病毒负荷,必要时予以口服更昔洛韦或者静脉预防性治疗,其他预防措施包括推荐使用阿昔洛韦或类似物预防疱疹病毒,磺胺类药物预防卡氏肺囊虫感染;同时推荐慢性淋巴细胞白血病患者每年接种相应流感疫苗,每 5 年接种肺炎球菌疫苗,避免所有活疫苗的接种。使用氟达拉滨治疗的患者在输注血制品时推荐所有血制品进行辐照以防止输血相关的移植物抗宿主病的发生;如果发生自身免疫性的血小板减少,可使用糖皮质激素、利妥昔单抗、静脉丙种球蛋白、环孢素、脾切除、促血小板生成药物等方式控制相应症状。

第八章

骨髓增殖性肿瘤

相关问答

总论 ✐

▮▶ 什么是骨髓增殖性肿瘤？

骨髓增殖性肿瘤是一种起源于造血干细胞，以骨髓一系或多系（如粒细胞系统、红细胞系统、巨核细胞系统和肥大细胞）过度增殖为特征的疾病。这种增殖是一种有效增殖，导致外周血粒细胞、红细胞和（或）血小板数量的增加。世界卫生组织 2008 年修订的诊断标准中，将以前的"骨髓增殖性疾病（MPD）"改名为"骨髓增殖性肿瘤（MPN）"。一般来说，我们所指的经典型骨髓增殖性肿瘤，主要包括真性红细胞增多症、原发性血小板增多症、原发性骨髓纤维化、慢性髓细胞性白血病这四类，Ph 阳性慢性髓细胞性白血病前面我们已有介绍，我们这里主要介绍其余三种 Ph 阴性骨髓增殖性肿瘤。这三类疾病，由于患者红细胞、血小板或白细胞过度增殖，可导致血液黏稠、瘀滞，易形成血栓，是各类心脑血管疾病的高危因素。真性红细胞增多症和原发性血小板增多症均可以向骨髓纤维化和白血病等恶性程度更高的疾病转化，而骨髓纤维化亦可以向白血病转化，真性红细胞增多症每 10 年转化为骨髓纤维化的概率约为 10%，血小板增多症每 10 年转化为骨纤维化的概率 < 4%。真性红细胞增多症继发骨髓纤维化、原发性血小板增多症继发骨髓纤维化和原发性骨髓纤维化每 10 年转化为白血病的概率为 8% ~ 23%。

▮▶ 骨髓增殖性肿瘤是如何分类的？

世界卫生组织 2008 年修订的诊断标准中，骨髓增殖性肿瘤包括 8 类疾病，分别为：①慢性髓细胞性白血病；②真性红细胞增多症；③原发性血小板增多症；④原发性骨髓纤维化；⑤慢性中性粒细胞白血病；

⑥慢性嗜酸性粒细胞白血病 – 无其他分类 / 高嗜酸性粒细胞综合征；⑦肥大细胞增多症；⑧骨髓增殖性肿瘤，不能分型。

▮▶ 骨髓增殖性肿瘤会发展为白血病吗？

理论上，所有骨髓增殖性肿瘤均有发展为急性白血病的风险，其中尤以原发性骨髓纤维化的发生率最高，原发性血小板增多症转化为白血病的风险较低。是否转化还取决于患者的体细胞突变情况和是否伴有 TP53 异常，从发病开始 10 年内，原发性血小板增多症继发骨髓纤维化和原发性骨髓纤维化转化为白血病的概率为 8% ~ 23%。

▮▶ 骨髓增殖性肿瘤进展为白血病该如何治疗？

骨髓增殖性肿瘤一旦发展为急性白血病，往往是致命性的，中位生存期约为 3 个月。首先进行化疗，力求达到完全缓解，有条件的尽快行异基因造血干细胞移植。

▮▶ 骨髓增殖性肿瘤遗传吗？

骨髓增殖性肿瘤不是遗传病，但是在某些患者中呈现家族性聚集型发病，可能来自患者家属中对血液肿瘤的易感性，完善高通量测序血液基因筛查，可在少部分家族中找到患病易感基因。

真性红细胞增多症 ✎

▮▶ 真性红细胞增多症发病率有多少？年龄和性别分布有什么特点？

虽然真性红细胞增多症的发病率并不高，但也并非罕见性疾病，约占骨髓增殖性肿瘤的 22%。虽然经过了几十年较为细致的临床和实验室研究,真性红细胞增多症的流行病学仍尚不清楚。1999—2000 年,欧洲标准人口统计和世界标准人口统计公布的所有人群真性红细胞增多症的标准发病率分别为 1.08/10 万和 0.74/10 万。总体来看,发病率似乎与遗传因素、环境因素有关,以欧美白色人种、犹太人发病率为高,非洲和亚洲人群的发病率相对较低,我国目前缺乏相应的资料,比较日本人群的发病情况,估计我国汉族人群的发病率为 0.2 ~ 1.0/10 万。该病随年龄的增长,发病率逐渐增高,以 70 ~ 80 岁以上人群为最多。据瑞典马尔默市的统计, 该病发病率 30 ~ 39 岁组为 0.6/10 万,40 ~ 49 岁组为 1.4/10 万,50 ~ 59 岁组为 3.2/10 万,60 ~ 69 岁组为7.1/10 万,70 ~ 79 岁组为 15.4/10 万,80 ~ 89 岁为 10.9/10 万。英国东南部地区的一组资料显示发病年龄为 33 ~ 95 岁,平均年龄为 72 岁,各年龄组的发病率:16 ~ 24 岁组为 0.01/10 万,25 ~ 34 岁组为 0.05/10 万,35 ~ 44 岁组为 0.34/10 万,45 ~ 54 岁组为 1.07/10 万,55 ~ 64 岁为 2.22/10 万,65 ~ 74 岁组为 5.24/10 万,75 ~ 84 岁组为 7.43/10 万,85 岁以上组为 4.04/10 万。但 Marchioli 随访意大利真性红细胞增多症患者 20 年, 发现约 3/4 的患者初诊年龄在 40 ~ 70 岁。本病在欧美国家诊断时平均年龄男性为 67 岁,女性为 60.5 岁,62%的病例在 60 岁以后才诊断。我国病例就诊平均年龄为 48.1 岁,低于国外诊断年龄,具体原因尚不清楚。多数国家男性的发病率比女性高,男女发病率大约为 1.2:1.0。据国际真性红细胞增多症研究组报告的 431 例患者,男性占 57%,女性占 43%。我国文献资料报告中的 353 例患者, 男性为 236 例, 占 66.9%;女性为 117 例,占 33.1%。

▮▶ 真性红细胞增多症的病因是什么?

本病病因目前仍不清楚,其确切发病机制也尚不十分明确。总之,该病是由于多种因素的综合作用使多能造血干细胞发生了克隆性紊乱而致使非控制的肿瘤性增生的出现。同时,本病的红系祖细胞对红细胞生成素和某些生长因子的超常敏感以及红系细胞抗凋亡能力增强,也促进了本病的发生。

▐▶ 真性红细胞增多症临床表现有哪些？突出表现是什么？

真性红细胞增多症患者大多起病隐匿缓慢，大多数患者不能说明具体的发病时间，常常是在做其他检查(如冠状动脉粥样硬化)时偶然发现，或是在出现并发症进一步检查时才明确诊断。由于本病患者的症状非特异性，且可以影响多个脏器，特别是心血管及神经系统，若不检查血象，常被误诊或漏诊。真性红细胞增多症的症状和体征主要是由于血容量和血管床的增加以及血黏度的增加引起血流缓慢所致，常见的症状有头晕、头疼、头胀、疲乏、眩晕、耳鸣、眼花、怕热、出汗、肢体麻木、皮肤瘙痒等。这些症状的多样性常被疑诊为相应器官和脏器的疾病。此外，静脉或动脉血栓形成也是真性红细胞增多症患者常见的并发症。由于血栓形成部位的不同，表现为相应栓塞组织或器官的功能障碍。严重的血栓形成(如脑血栓、心脏血栓等)可危及生命。

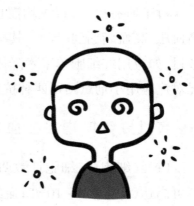

眩晕　耳鸣　眼花

另一方面，由于血管扩张、充血以及红细胞比容的增加，使患者皮肤、黏膜呈明显的暗红色，似饮酒后或烤火后的皮肤改变，这是真性红细胞增多症最常见的体征。

▐▶ 如何评估真性红细胞增多症的栓塞风险？

血栓事件是影响真性红细胞增多症患者生存期的主要并发症。血栓事件的发生不仅与红细胞增多造成的血液黏度增加有关，部分还与血小板数目或质量的异常相关，白细胞增多也增加血栓形成的机会。在两项患者年龄 > 65 岁的真性红细胞增多症研究中，既往的血栓病史是现有血栓形成和心血管事件的最强预测因素。年龄也是重要的相关因素，在年龄 <40 岁的患者中，每年的血栓发病率约为 1.8％，而年龄 >70 岁的患者则高达 5.1％。此外，其他的心血管高危因素，例如肥胖、高血压、糖尿病、高血脂、吸烟等通常也被认为是真性红细胞增多症患者血栓形成的高危因素。目前，有报道表明，栓塞风险和 JAK2/V617F 等位基因突变比率相关。综上，对于真性红细胞增多症的患者，我们一定要全面了解患者病情，以便评估患者的栓塞风险。

▮▮▶ 如何降低真性红细胞增多症的栓塞风险？

对于所有患者，首先均需控制心血管事件的其他危险因素（吸烟、高血压、高血脂、肥胖等）。其次，选择合适的治疗措施尽快降低血细胞数目，如应用红细胞单采术降低红细胞负荷，以减少栓塞风险。根据情况对症应用小剂量阿司匹林抗血小板治疗。

▮▮▶ 真性红细胞增多症血常规有什么特点？

（1）红细胞：红细胞计数明显升高，大多数在 $(7.0 \sim 10) \times 10^{12}$/L，个别可高达 $(12 \sim 25) \times 10^{12}$/L；血红蛋白浓度在 $160 \sim 240$g/L；红细胞比容 >0.54（男），或 >0.50（女）。此三项参数中，红细胞计数升高最为明显，而红细胞比容则是显示红细胞总量和血液黏滞度的最佳单一指标。红细胞形态通常为小细胞低色素性，可有轻度大小不一，但异形红细胞罕见，网织红细胞计数正常，但出血后可增加，也可以见到幼稚红细胞。平均红细胞体积减小，提示缺铁性红细胞生成。

（2）白细胞：约 60％ 的真性红细胞增多症患者在诊断时有外周血白细胞增高，通常在 $(11 \sim 25) \times 10^9$/L，个别可高达 100×10^9/L。血细胞人工分类可有核左移现象，可见中、晚幼稚粒细胞，嗜碱性粒细胞、嗜酸性粒细胞和单核细胞也可增加，组织胺代谢产物分泌增加，表明嗜碱性粒细胞转换加速。中性粒细胞碱性磷酸酶活性升高。病程晚期脾大明显后，不同病例的白细胞计数差距很大,有增高者,亦有减低者,增高者可呈现类似慢性髓细胞性白血病的血象。

(3)血小板:大约70%的真性红细胞增多症患者在诊断时血小板计数超过$500 \times 10^9/L$,个别患者可高达$3000 \times 10^9/L$。

▶▶ 真性红细胞增多症骨髓形态有什么特点?

红骨髓总量增多,晚期可伴有局灶的纤维组织增生。骨髓涂片增生程度多为活跃或明显活跃,粒细胞、红细胞、巨核细胞三系均增生,以红系细胞增生最为显著。各系细胞间的比例可维持基本正常。红系细胞以中、晚幼红细胞增多为主,成熟红细胞堆积分布,由于红细胞超常增生,铁过多利用,而导致铁供应不足,骨髓穿刺染色显示细胞内外铁减少或缺失;粒系细胞以中性晚幼粒细胞及杆状核细胞多见,有时可以看到原始粒细胞高于正常,嗜酸性粒细胞和嗜碱性粒细胞也可以增多(嗜碱性粒细胞增多往往预示着病情有进展可能);巨核细胞不仅数量增多,而且体积增大,胞质内颗粒明显,胞质周围有血小板,在骨髓穿刺涂片或骨髓活检切片上,明显地成片或成团出现,这种现象强烈提示骨髓增殖性肿瘤的诊断。骨髓活检可显示脂肪组织被造血细胞替代,有网状纤维增生和(或)骨髓纤维化。

▶▶ 如何确定真性红细胞增多症的诊断? 需要进行哪些检查?

2014年,世界卫生组织修订的真性红细胞增多症的诊断标准如下。

(1)主要标准:①血红蛋白>165 g/L(男性),或>160 g/L(女性),或者红细胞比容>54%(男性),或女性红细胞比容>50%(女性)。②骨髓活检示粒细胞、红细胞、巨核细胞三系高度增生伴多形巨核细胞。③有JAK2突变(JAK2/V617F约占真性红细胞增多症的95%,约占真性红细胞增多的3%)。

（2）次要标准：血清促红细胞生成素水平低于正常参考值水平。

符合 2 条主要标准加 1、2 条次要标准和次要标准即可诊断。需要至少进行以下检查：血常规、血清促红细胞生成素水平、血气酸碱分析、骨髓穿刺、活检、JAK2 等驱动基因及比率（JAK2/V617F、JAK2-EX-ON12、CALR、MPL），高通量基因测序需要伴随基因、干细胞培养（±促红细胞生成素）等。

■▶ 真性红细胞增多症如何与继发性红细胞增多症鉴别？

98%的患者有 JAK2 基因（包括 JAK2/V617F、JAK2-EXON12）突变，目前临床诊断的真性红细胞增多症需要有 JAK2 基因支持。继发性红细胞增多症有多种情况，可以是长期慢性缺氧导致促红细胞生成素升高，刺激骨髓红系细胞过度增生所致。容易出现慢性缺氧的疾病，常见于右至左分流的先天性心脏病（如法洛四联症）、慢性阻塞性肺病、氧亲和力过高或携氧能力减低的异常血红蛋白病。此外，肾积水、肾囊肿、肾肿瘤因压迫肾组织使得局部血流减少而刺激红细胞素生成过多，也会造成继发性红细胞增多。此外，部分长期在高原生活、工作，或者严重吸烟患者，也会存在慢性缺氧，导致红细胞增高。也有报道表明，部分患者的红细胞增多来自胚系或非 JAK2 基因异常诊断为特发性红细胞增多症，可以伴有体外干细胞培养中不依赖外源促红细胞生成素或内源性红细胞集落。

■▶ 真性红细胞增多症还需要和哪些疾病鉴别？

真性红细胞增多症除了与继发性红细胞增多症、特发性红细胞增多症鉴别外，还需与慢性髓细胞性白血病、原发性骨髓纤维化（增殖期）、相对性红细胞增多症相鉴别。慢性髓细胞性白血病，需伴有 BCR-ABL 融合基因；原发性骨髓纤维化，需要病理检查给予鉴别诊断；相对性红细胞增多症又称良性或者假性红细胞增多症，是由于血浆容量减少所引起，并非真正的红细胞增多。部分患者红细胞增多为暂时性，如持续性呕吐、严重腹泻、大量出汗、大面积烧伤等造成的脱水或者组织液减少，此时外周血红细胞呈一过性增多，可随原发病控制而恢复正常。因此，对于红细胞增多症的患者，一定要仔细询问病史，全面进行体格检查，甄别红细胞增多的具体原因。

▮▶ 真性红细胞增多症为什么要进行染色体检查？染色体检查有什么特点？

真性红细胞增多症患者的染色体异常发生率约为20%，较常出现的核型异常有 20q-、+8、+9、9p 等，这些染色体的异常在本病的具体意义目前尚不明确，在进一步研究中，部分染色体异常可能提示预后。染色体检查作为血液病常规检查的项目之一，也是真性红细胞增多症患者确定诊断的必要检查之一，有助于疾病的诊断以及与其他疾病的鉴别诊断。

▮▶ 真性红细胞增多症目前要进行哪些基因检查？

真性红细胞增多症患者主要需要进行 BCR-ABL 融合基因以及 JAK2V617F、JAK2-EXON12 基因突变检查。伴有 BCR-ABL 融合基因有助于与慢性髓细胞性白血病相鉴别。约50%的原发性血小板增多症患者存在 JAK2V617F 突变，该突变的存在有助于区分骨髓增殖性肿瘤相关的红细胞增多症以及继发性红细胞增多症，但是该突变不足以区分真性红细胞增多症、原发性血小板增多症以及原发性骨髓纤维化等骨髓增殖性肿瘤疾病。

▮▶ 真性红细胞增多症患者需要做白血病免疫分型吗？

免疫分型主要用于鉴别真性红细胞增多症与其他疾病，或者评估真性红细胞增多症病情是否存在进展。

215

▐▶ 真性红细胞增多症的生存期如何？主要死亡原因是什么？

真性红细胞增多症发病比较隐匿，病情进展缓慢。未治疗的症状性真性红细胞增多症患者的中位生存期为 6~18 个月，而经治疗的真性红细胞增多症患者的中位生存期约为 10 年。经治疗的真性红细胞增多症患者的总死亡率约为正常人群的 1.6 倍。在一项多中心的前瞻性研究中，1638 例真性红细胞增多症患者的年死亡率约为 3.7/100 人。心血管事件、血液学转化以及实体肿瘤分别占死亡原因的 45%、13% 和 20%。另一项研究入选了 400 余例真性红细胞增多症患者，所有患者都接受了治疗，中位生存期为 9.1~12.6 年。最常见的死亡原因是血栓形成（29%）、血液系统恶性肿瘤（23%）、非血液系统恶性肿瘤（16%）、出血和骨髓纤维化（3%）。

▐▶ 真性红细胞增多症治疗方案有哪些？首选的治疗方案是什么？

（1）静脉放血治疗。其可在较短时间内使血容量降至正常，症状减轻，减少出血及血栓形成机会，是真性红细胞增多症患者的初始治疗的基石。每隔 2~3 天放血 200~400mL，直至红细胞数在 6.0×10^{12}/L 以下，红细胞比容≤45%。放血一次可维持疗效 1 个月以上。本法简便，可优先采用。较年轻患者，如无血栓并发症，可单独放血治疗。但放血后有引起红细胞及血小板反跳性增高的可能，反复放血又有加重缺铁倾向，宜加注意。老年及有心血管疾病的患者，对放血治疗很敏感，有可能产生栓塞的风险，因此放血时要小心谨慎，一次不宜超过 300 mL，间隔期可稍延长。目前，通过血细胞分离机可单采大量红细胞，较单纯静脉放血安全，并发症少，但价格较昂贵。

(2)药物治疗。①羟基脲对真性红细胞增多症有良好抑制作用,且无导致白血病的不良反应,每天剂量为 15～20mg/kg,需连续应用,可以减少早期严重栓塞并发症的发生风险,改善生存。但部分老年患者不能耐受,妊娠期女性及哺乳期女性禁用;②干扰素治疗。干扰素有抑制细胞增殖作用,皮下注射治疗 3 个月后脾脏缩小,放血次数减少。缓解率可达 80%;③抗血小板药物,如阿司匹林等。小剂量阿司匹林(每天100mg)用于无禁忌证的患者,可以明显减少血栓发生率;④芦可替尼:患者在一线用药无效或不能耐受的情况下可以应用芦可替尼作为二线治疗,但能否改善生存有待进一步研究;⑤长效干扰素:长效干扰素在国外已经批准应用于临床,且疗效较好,部分患者能达到深度分子生物学缓解,但国内尚未批准应用于真性红细胞增多症的适应证。

▮▶ 真性红细胞增多症的治疗目标是什么?

真性红细胞增多症的治疗目的是尽快使血容量及红细胞容量接近正常,抑制骨髓造血功能,从而缓解病情,减少栓塞风险,降低并发症发生率。现在有研究表明,长效干扰素能使部分患者达到分子生物学缓解,但能否延长总生存期或延缓疾病向恶性进展,尚在进一步研究中。

▮▶ 真性红细胞增多症可以使用联合化疗吗?

目前,联合化疗不作为真性红细胞增多症的常规治疗,因为可能会增加本病恶变风险,远期有致第二肿瘤发生的风险,且联合化疗有骨髓抑制风险,增加了化疗相关死亡率。若无其他有效治疗,应用联合化疗需要权衡利弊。

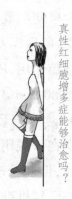

真性红细胞增多症能够治愈吗？

异基因造血干细胞移植是目前唯一可能治愈真性红细胞增多症的方法，但由于真性红细胞增多症本身发展缓慢，预后相对较好，大多数患者并不被建议考虑移植治疗。对于大多数真性红细胞增多症的患者来说，该病是一种不可治愈的慢性疾病，就如高血压病、糖尿病一样，静脉放血治疗、药物治疗等方法只能控制病情，减少并发症的发生，并不能从根本上治愈该病。

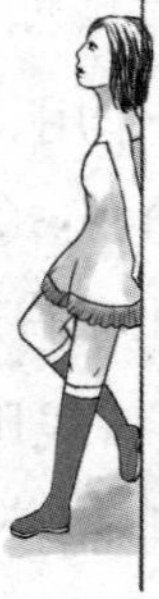
真性红细胞增多症能够治愈吗？

真性红细胞增多症需要行造血干细胞移植吗？

真性红细胞增多症是一种慢性血液病，生存期为 5～20 年，中位生存期约为 10 年。目前，造血干细胞移植是根治真性红细胞增多症的唯一方法，但移植风险较大，有 10%～20%移植相关死亡率，且移植后会有部分患者发生移植物抗宿主病，影响生存质量。权衡利弊后，大多数患者没有行移植治疗的必要。但对于急性进展期向白血病或骨髓纤维化转化的年轻患者，可考虑行异基因造血干细胞移植。

原发性血小板增多症

原发性血小板增多症发病率有多少？年龄和性别分布有什么特点？

原发性血小板增多症的年发病率为(1～2.5)/10 万，本病发病年龄为2～90 岁，中位发病年龄为 60 岁，多发病于 50～70 岁。男女发病比例基本相当，无明显的性别差异。理论上，原发性血小板增多症的真实发病率可能比目前观测到的发病率要高，因为很多原发性血小板增多症患者因长期无症状或症状轻微，未及时就医以确诊。约 50% 的原发性血小板增多症患者是因为其他疾病（心脑系统疾病）行血细胞计数检查时，发现血小板数目异常而被确诊。

▋▋▶ 原发性血小板增多症的病因是什么？

本病的病因尚不明确，与其他骨髓增殖性肿瘤一样，其发生可能是多种因素（辐射、化学、病毒和遗传因素）相互作用的结果。

▋▋▶ 原发性血小板增多症临床表现有哪些？突出表现是什么？

本病起病缓慢，多数患者长期无症状，最常见的临床表现为血栓形成，包括心肌梗死、脑卒中、脾梗死、肠系膜血管栓塞、肺栓塞等，动脉血栓形成是静脉血栓的 3 倍，微血管的栓塞较多见。少数患者因血小板过高，堆积后造成血小板功能异常，引发出血情况。其中，以消化道的出血最常见，次之为鼻出血、牙龈出血、瘀斑或尿血等。

▋▋▶ 原发性血小板增多症为什么会有出血症状？

在部分血小板过高的患者中，血小板在血管内大量堆积，造成血小板黏附聚集功能下降，使其不能及时达到止血效果，造成出血风险增加，所以血小板 $>1500 \times 10^9/L$，是出血的高危因素。目前，临床以出血症状和血小板计数是否大于 $1000 \times 10^9/L$ 为标准，如血小板 $>1000 \times 10^9/L$，或者有活动性出血或出血点、瘀斑等出血倾向，不常规应用抗血小板药物，防止诱发出血。

▋▋▶ 如何评估原发性血小板增多症的栓塞和出血风险？

可按照血栓形成的危险度，将原发性血小板增多症患者分成低、

219

中、高危组。

（1）高危组：患者符合既往血栓病史或者年龄 >60 岁中任意一条，应用药物后，目标血小板需要控制在 $(100 \sim 400) \times 10^9$/L 之间，血小板 < 1000×10^9/L，考虑应用阿司匹林抗血小板治疗预防血栓。若血小板 > 1000×10^9/L，一般不应用阿司匹林治疗，防止诱发出血。

（2）中危组：患者无上述高危因素，年龄为 40 ~ 60 岁，若血小板 < 800×10^9/L，无血栓风险、无增长趋势及自觉症状，可以考虑阿司匹林单药治疗。若有增长趋势、血栓风险或自觉症状，可考虑羟基脲（或干扰素）治疗，对于血小板 < 1000×10^9/L 者可酌情应用阿司匹林治疗。

（3）低危组：患者年龄 < 40 岁。治疗参照中危组患者。对于妊娠期的中、高危组患者可以用干扰素 α 代替羟基脲，防止引起胎儿畸形。

▶▶ 如何降低原发性血小板增多症的栓塞和出血风险？

对于所有患者，首先均需控制心血管事件的其他危险因素（吸烟、高血压、高血脂、肥胖等）。其次，根据危险度分组，选择合适的骨髓抑制药物和（或）抗血小板药物（如阿司匹林），以降低血小板数目、抑制血小板聚集，进而降低栓塞和出血风险。高出血风险的患者使用阿司匹林应当慎重。

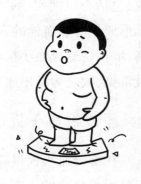

▶▶ 原发性血小板增多症的血常规有什么特点？

血小板计数 > 450×10^9/L，多数超过 $(600 \sim 1000) \times 10^9$/L；白细胞计数可正常或增高，多在 $(10 \sim 30) \times 10^9$/L，一般不高于 50×10^9/L；红细胞计数正常或轻度增多，长期慢性失血者可以合并缺铁性贫血。血涂片可以看到血小板形态异常，包括巨大血小板、形态奇特的血小板、染色淡蓝的血小板以及颗粒减少的血小板等。

▐▶ 原发性血小板增多症的骨髓形态有什么特点？

骨髓增生呈活跃至明显活跃,巨核细胞数目明显增多,伴有巨核细胞体积增大,胞质丰富,多分叶呈鹿角样改变,带有很多血小板。原始及幼稚巨核细胞均增多,血小板聚集成堆,但粒系细胞和红系细胞造血基本正常,未见胶原纤维或网状纤维增多。

▐▶ 如何确定原发性血小板增多症的诊断？需要进行哪些检查？

2016 年世界卫生组织关于原发性血小板增多症的诊断标准如下：

(1)主要标准:①持续性血小板数目≥450×10^9/L;②骨髓活检提示巨核细胞增生伴有体积增大的、过分叶的成熟巨核细胞数量增多,粒系细胞、红系细胞无显著增生或左移;③不满足 BCR–ABL+ 慢性髓细胞性白血病、真性红细胞增多症、原发性骨髓纤维化、骨髓增生异常综合征和其他骨髓细胞肿瘤的世界卫生组织诊断标准; ④有 JAK2、CALR 或 MPL 基因突变。

(2)次要标准:有克隆性标志或无反应性血小板增多的证据。

符合上述 4 条主要标准，或者符合前三条主要标准及次要标准才能诊断为原发性血小板增多症。因此,诊断原发性血小板增多症首先要进行血常规的检查,其次要进行骨髓穿刺和活检的检查,并送检相关的化验。

▐▶ 原发性血小板增多症需要和哪些疾病相鉴别？

原发性血小板增多症需要与各种反应性血小板增多症以及其他的骨髓增殖性肿瘤疾病相鉴别。

(1)反应性血小板增多症。多种情况都可造成反应性血小板增多症,包括急性出血、溶血性贫血、缺铁性贫血、转移癌、结缔组织病、炎症性肠病、外伤、术后(特别是脾切除术后)、慢性感染、过敏、肾衰竭、药物反应等。上述情况都有相应的原发疾病表现,且多伴有急性期蛋白增高(如 C 反应蛋白、血沉)的表现,可与之鉴别。

(2)慢性髓细胞性白血病。部分慢性髓细胞性白血病患者起病时以单纯血小板增高为主要表现,血常规检查类似原发性血小板增多症的表现,但骨髓检查均伴有 Ph 染色体或 BCR-ABL 融合基因的存在。

(3)原发性骨髓纤维化。处在疾病早期(细胞增殖期)的原发性骨髓纤维化患者常以血小板增高为临床表现,但活检提示纤维组织增加可与原发性血小板增多症相鉴别。

■▶ 原发性血小板增多症为什么要进行染色体检查?染色体检查有什么特点?

原发性血小板增多症的患者仅有 5% 的异常克隆发生率,染色体的检查主要是用来与其他疾病相鉴别。例如,Ph 染色体有助于慢性髓细胞性白血病的诊断。原发性血小板增多症患者染色体异常大多见于 21 号染色体的异常,如长臂缺失(21q-),也有报告 21 号染色体长臂有长短不一的变异。

■▶ 原发性血小板增多症要进行哪些基因检查?

原发性血小板增多症患者需要进行 BCR-ABL 融合基因检查以鉴别慢性髓细胞性白血病,如有条件建议高通量测序,需要 JAK2V617F、CALR、MPL 等疾病的驱动基因,并寻找 ASXL1、DNMT3A、EZH2 等不良预后的突变。约 50% 的原发性血小板增多症患者存在 JAK2V617F、CALR、MPL 突变,此类突变的存在有助于区分骨髓增殖性肿瘤相关的血小板增多症和反应性血小板增多症,但是此类突变不足以区分真性红细胞增多症、原发性血小板增多症和原发性骨髓纤维化。

▌▶ 原发性血小板增多症患者需要做细胞免疫分型吗？免疫分型有什么特点？

诊断原发性血小板增多症并不需要做细胞免疫分型，但是对于鉴别其他疾病，以及评估原发性血小板增多症病情是否存在进展具有提示价值。所以一般情况下，为常规检查项目。

▌▶ 原发性血小板增多症的生存期如何？死亡主要原因是什么？

原发性血小板增多症患者的生存期与正常人基本相当，主要的死亡原因是血栓相关的并发症。少数原发性血小板增多症患者也可进展为骨髓纤维化或者急性髓细胞性白血病。

▌▶ 原发性血小板增多症的治疗目标是什么？

原发性血小板增多症的治疗目标在于将增高的血小板降低到正常或接近正常水平，以防止血栓和出血并发症的发生。尽管血小板增高的程度和功能的异常与发生血栓和出血的危险性关系尚无明确定论，但通常认为，降低血小板水平有助于减少并发症发生的风险，因此，对于下述血小板计数 $>600 \times 10^9$/L 的患者应予以积极的治疗：①年龄 >60 岁；②既往有血栓或出血性疾病史；③存在心血管疾病易感因素。

▌▶ 原发性血小板增多症治疗方案有哪些？首选的治疗方案是什么？

原发性血小板增多症目前主要的治疗药物有羟基脲、干扰素 α、长效干扰素、阿那格雷等，并根据情况联合应用抗血小板药物阿司匹林。芦可替尼目前报道并不能降低血栓、出血发生率，故不将其列为常规治疗。可根据患者不同的血栓发生风险采取对应的治疗，羟基脲和阿司匹林仍被认为是首选治疗。对于不能耐受羟基脲的患者或者妊娠期女性，建议应用干扰素 α 治疗。目前，国外数据表明，部分患者能从长效干扰素的治疗中获益，但该药品在国内尚未获得批准用于治疗原发性血小板增多症。

▶ 原发性血小板增多症可以使用联合化疗吗？

原发性血小板增多症在一般情况下不推荐应用联合化疗，因其有较大的治疗风险，且没有证据表明患者能从联合化疗中获益，如果羟基脲效果不佳，可换用干扰素或其他治疗药物。

▶ 原发性血小板增多症能够治愈吗？

原发性血小板增多症是一组起源于造血干细胞阶段的克隆性疾病，除造血干细胞移植外，其他方法不可治愈。但由于原发性血小板增多症本身发展缓慢，预后相对较好，生存期与正常人基本接近，对大多数患者来说，并不建议接受风险大、费用高的造血干细胞移植治疗。对于大多数原发性血小板增多症的患者来说，本病起源于造血干细胞的克隆性异常，其与真性红细胞增多症一样不可治愈。

▶ 原发性血小板增多症需要行造血干细胞移植吗？

原发性血小板增多症是一种良性的慢性骨髓增殖性肿瘤，由于该病进展缓慢，转化为白血病的风险较低，患者与正常人生存期相当，因此对于绝大多数患者来讲，并不需要进行造血干细胞移植，因为造血干细胞移植风险较大、花费巨大。但个别年轻患者随着病情进展（如转化为白血病或骨髓增生异常综合征），同时又有合适的供者，也可以选择造血干细胞移植。

▶ 原发性血小板增多症可以用芦可替尼治疗吗？

目前研究表明，芦可替尼并不能降低原发性血小板增多症的血栓风险，也没有证据表明，芦可替尼能延缓原发性血小板增多症向白血病或原发性骨髓纤维化转化。但对于已转化为骨髓纤维化的原发性血小板增多症，芦可替尼有可能改善体质症状及脾大等，对疾病的发展有延缓作用，且此种应用不限于有 JAK2 基因突变的患者，其他突变和三阴性患者（JZK2/V617f、CALR、MPL 三个基因均为阴性的患者）亦可在医生指导下应用。

骨髓纤维化 ✎

▶ 原发性骨髓纤维化发病率是多少？年龄和性别分布有差异吗？

原发性骨髓纤维化是一种少见的疾病。最大系列的流行病学研究是 2008 年美国关于骨髓增殖性肿瘤的流行病学研究，该报道中提到，原发性骨髓纤维化的发生率为 0.21/10 万，性别无差异性，中位发病年龄是 67 岁。我国的发病率尚不清楚。

▶ 原发性骨髓纤维化的病因是什么？

原发性骨髓纤维化的确切病因还不清楚，与其他骨髓增殖性肿瘤一样，其发生可能是多种因素（辐射、化学、病毒和遗传因素）相互作用的结果。

▶ 原发性骨髓纤维化临床表现有哪些？突出表现是什么？

原发性骨髓纤维化的大多数患者会出现体质性症状，包括低热、体重下降、恶病质、盗汗、疲劳、无活动力、瘙痒、骨痛等。70%～80%的患者会出现脾大,且会因为脾大引发一系列症状,如早饱、肠道习惯改变、腹部明显不适、脾梗死引起的疼痛、腹水、门脉高压、便血、水肿等。少部分患者会有肝大,且部分患者因为脾脏切除后,会诱发肝脏迅速肿大。在晚期患者中,会出现贫血、血小板减少、粒细胞缺乏导致感染、发热等。患者最为突出的表现就是脾大,可以造成生存期缩短,有研究表明,脾脏体积大者向白血病转化率更高,生存更差,而应用芦可替尼治疗后,脾脏缩小明显的患者可明显提高生存期。

▶ 原发性骨髓纤维化血常规有什么特点?

(1)贫血:在晚期骨髓衰竭为主要表现的患者,30%～50%的原发性骨髓纤维化有轻度或中度的贫血,外周血涂片可见到成熟红细胞大小不一,有畸形,可见泪滴状、椭圆形、靶形或多染性红细胞。

(2)白细胞异常:白细胞数目多少不等,10%～20%的患者在疾病早期表现为白细胞增高,部分患者有白细胞减少,特别是在晚期衰竭为主要表现的患者。外周血涂片中可以见到原始粒细胞(一般不会超过5%)和各阶段幼稚粒细胞(包括中幼粒细胞和晚幼粒细胞)。部分患者还可出现外周血嗜碱性粒细胞和嗜酸性粒细胞增多。

(3)血小板异常:早期血小板数目会增多,个别可高达1000×10^9/L,但是随着病情进展,多数患者会出现血小板减少。外周血涂片可发现血细胞大而畸形,甚至可发现巨核细胞。

▶ 原发性骨髓纤维化骨髓形态有什么特点?

骨髓干抽是原发性骨髓纤维化患者骨髓检查的典型特征之一。成功的骨髓涂片并不是确诊该疾病的依据。疾病早期,骨髓涂片的主要发现包括巨核细胞的增生和粒细胞的增生,晚期骨髓取材不易成功,往往表现为增生低下,细胞成分以近成熟阶段粒细胞、淋巴细胞为主。所以,原发性骨髓纤维化的诊断主要依赖于活检,以及基因、染色体筛查。

▌▶ 如何确定原发性骨髓纤维化的诊断？需要进行哪些检查？

采用世界卫生组织（2016 年）诊断标准，包括纤维化前 / 早期原发性骨髓纤维化和明显纤维化期原发性骨髓纤维化。

1. 纤维化前 / 早期原发性骨髓纤维化的诊断标准如下。

（1）主要标准：①巨核细胞增生和异形巨核细胞，无明显网状纤维增多（≤MF-1），骨髓增生程度年龄调整后呈增高，粒系细胞增殖而红系细胞常减少；②不能满足真性红细胞增多症、慢性髓细胞性白血病（BCR-ABL 融合基因阴性）、骨髓增生异常综合征（无粒系和红系病态造血）或其他髓系肿瘤的世界卫生组织诊断标准；③存在 JAK2、CALR 或 MPL 突变，或无这些突变但有其他克隆性标志，或无继发性骨髓纤维化证据。

（2）次要标准：①非基础疾病导致的贫血；②白细胞计数≥11×10⁹/L；③可触及的脾大；④血清乳酸脱氢酶水平增高。

诊断需符合 3 条主要标准和至少 1 条次要标准。

2. 明显纤维化期原发性骨髓纤维化诊断标准如下。

（1）主要标准：①巨核细胞增生和异形巨核细胞，常伴有网状纤维或胶原纤维（MF-2 或 MF-3）；②不能满足真性红细胞增多症、慢性髓细胞性白血病（BCR-ABL 融合基因阴性）、骨髓增生异常综合征（无粒系和红系病态造血）或其他髓系肿瘤的世界卫生组织诊断标准；③存在 JAK2、CALR 或 MPL 基因突变，或无这些突变但有其他克隆性标志，或无继发性骨髓纤维化证据。

（2）次要标准：①非基础疾病导致的贫血；②白细胞计数≥11×10⁹/L；③可触及的脾大；④幼粒细胞、幼红细胞血象；⑤血清乳酸脱氢酶水平增高。

诊断需符合 3 条主要标准和至少 1 条次要标准。

▶ 原发性骨髓纤维化需要和哪些疾病相鉴别?

部分白血病、淋巴瘤、骨髓增生异常综合征、骨髓增殖性肿瘤,均可在其疾病的晚期,继发骨髓纤维化,故应仔细鉴别。疾病的鉴别主要靠骨髓活检、流式免疫分型、染色体、基因筛查等以鉴别诊断。

▶ 原发性骨髓纤维化如何分期?

按世界卫生组织标准主要分为以下两期。

(1)骨髓纤维化前期。无或轻微的肝大或脾大,血涂片无或轻微的幼红细胞、幼粒细胞增多,无或轻微的异形红细胞增多,泪滴红细胞很少。骨髓检查提示:中性粒细胞增殖,红系细胞减少,巨核细胞增生伴形态异常,网状纤维染色 0 ~ Ⅰ级。

(2)显著纤维化期。出现中重度肝大和脾大,或伴有贫血,白细胞减少、正常或增高,血小板减少、正常或增高,血涂片示幼红细胞、幼粒细胞增多,显著的红细胞异形伴泪滴红细胞增多。骨髓检查提示:巨核细胞形态异常,广泛的骨髓纤维化,网状纤维染色Ⅱ ~ Ⅲ级。

▶ 原发性骨髓纤维化为什么要进行染色体检查? 染色体检查有什么特点?

部分原发性骨髓纤维化的患者伴有染色体核型的异常,其中部分核型与不良预后相关,包括复杂核型,或 +8、–7/7q–、i(17q)、inv(3)、–5/5q–、12p–、11q23 异常。

▶ 原发性骨髓纤维化要进行哪些基因检查?

原发性骨髓纤维化患者主要需要进行 BCR–ABL 融合基因以及 JAK2V617F、CALR、MPL 等疾病驱动基因的检测,并寻找 ASXL1、DN–MT3A、EZH2、TP53 等不良预后的突变。伴有 BCR/ABL 融合基因有助于与慢性髓细胞性白血病相区别。约50%的原发性骨髓纤维化患者存在JAK2V617F突变，约5%的原发性骨髓纤维化患者存在MPL突变，约35%的原发性骨髓纤维化患者存在CALR突变。驱动基因的存在有助于区分骨髓增殖性肿瘤相关的骨髓纤维化以及继发性骨髓纤维化，但是基因突变不足以区分原发性骨髓纤维化、真性红细胞增多症和原发性血小板增多症。

▮▶ 原发性骨髓纤维化的主要致死原因是什么？生存期多久？

据2009年美国7个研究中心对1054例原发性骨髓纤维化患者的资料进行了连续分析，分析了其中517例患者的死亡数据，最终结果基于278例患者的死亡原因。主要死亡原因包括：急性白血病（占死因31%）、原发性骨髓纤维化进展但未转化为白血病（占死因18%）、血栓和心血管并发症（占死因13%）、重症感染（占死因11%）、出血（占死因5%）、门脉高压（占4%），以及其他原因，包括二次肿瘤（占死因17%）和移植并发症（占死因1%）。

原发骨髓纤维化患者的中位生存时间是3.5~5.5年（1~15年）。根据国际预后积分系统，合并不同不良因素的原发性骨髓纤维化患者，具有不同的生存期。不良因素包括：①白细胞增高（>25×109/L）；②年龄>65岁；③贫血血红蛋白<100g/L；④周血原始细胞≥1%；⑤持续的体质症状。没有以上任意一个不良因素，中位生存时间为11.3年；具备以上1个不良因素，中位生存时间为7.9年；具备以上2个不良因素，中位生存时间为4年；具备以上3个及以上不良因素，中位生存时间为2.3年。

▮▶ 什么是原发性骨髓纤维化生存风险评估？

2009年，国际协作组颁布了原发性骨髓纤维化的国际预后积分系统，但仅适用于初诊未治疗的患者；2010年，又提出了国际动态预后评分系统,适用于处于疾病任何阶段的患者;近期,又提出了国际动态预后评分系统加强版。还有加入基因判断预后的遗传学主导的预后积分系统、判断70岁及以下人群是否适合移植的适用于小于70岁患者移植选择的基因为主导的国际预后评分系统(MIPSS)和适用于小于70岁患者移植选择的基因为主导的国际预后评分系统加强版(MIPSS-plus),以及判断患者体质症状的骨髓增殖性肿瘤10项症状评分表,也被认为是常规评测标准。

▣▶ 原发性骨髓纤维化治疗方案有哪些?不同分期治疗方案有什么差异?

原发性骨髓纤维化治愈的方法只有异基因造血干细胞移植,对于脾大为主要表现的患者,若白细胞及血小板符合条件,芦可替尼可作为一线治疗。对于贫血为主要表现的患者,可以酌情应用促红细胞生成素治疗;对于贫血及粒细胞、血小板减少患者也可以应用雄激素、免疫调节剂及糖皮质激素等药物治疗。脾切除术及脾区放疗不作为常规治疗,因为有研究表明,脾切除术后往往肝脏迅速肿大,且脾切除术可能导致贫血加重,除非在有严重的压迫症状、脾梗死,或在进行异基因造血干细胞移植时巨脾可能影响植入的情况下,可在评估利弊后行脾切除术。对于加速及急变期患者,目前认为去甲基化治疗能有效缓解症状,降低肿瘤负荷,延长生存期。常规治疗不佳的原发性骨髓纤维化患者可进入临床试验。

▣▶ 原发性骨髓纤维化的治疗目标是什么?

改善患者症状,延长生存时间。部分年轻患者建议行异基因造血干细胞移植,以追求治愈为治疗目标。

▶▶ 原发性骨髓纤维化可以使用联合化疗吗？可以行自体造血干细胞移植吗？

原发性骨髓纤维化的患者一般不推荐进行联合化疗，骨髓纤维化患者骨髓较脆弱，常规化疗后患者会出现较严重的骨髓抑制，且难于恢复，会加大治疗风险。但对于加速期及急变期的患者，可酌情应用去甲基化治疗（地西他滨、阿扎胞苷等），若此类患者以细胞增殖为主要表现，肿瘤负荷过大，去甲基化难以抑制恶性细胞增殖，可酌情应用联合化疗治疗，此种情况需要谨慎评估。目前，自体造血干细胞移植有较大的植入不良风险，且不能改变患者的基因异常，从而改善纤维化，从治疗效果来说也不优于其他治疗，不作为常规推荐。

▶▶ 原发性骨髓纤维化能够治愈吗？

异基因造血干细胞移植是目前唯一可能治愈原发性骨髓纤维化的方法，预后高危且有合适供者的患者、机体功能良好的患者可考虑进行异基因造血干细胞移植以获得根治，特别是体质好，以及对以后生活有较大期望的年轻患者。

▶▶ 原发性骨髓纤维化需要行造血干细胞移植吗？什么移植方式合适？何时进行移植合适？

异基因造血干细胞移植是目前唯一可能治愈原发性骨髓纤维化的方法，适用于预后差且有合适供者的患者。骨髓纤维化由于相对进展较慢、生存期较长，移植需要权衡利弊，以及选择合适时机。对于纠正贫血、粒细胞缺乏、血小板少、常规治疗不佳的患者或核型异常、原始细胞增高、有进展可能的患者，可考虑进行造血干细胞移植治疗。目前，国际上有评价 70 岁以下患者是否适合造血干细胞移植的积分系统，MIPSS及 MIPSS-plus，可以用于移植患者的筛选，适合中国人进行移植评估的动态预后评分系统也在不断修订中。目前,原发性骨髓纤维化及真性红细胞增多症继发的骨髓纤维化、原发性血小板增多症继发的骨髓纤维化均不适合自体造血干细胞移植,异基因造血干细胞移植是目前治愈原发性骨髓纤维化唯一的选择,可以根据供者来源不同选择亲缘全合/半相合供者、非亲源全合供者/不全相合供者。最佳的移植时机尚有争论,需根据患者医院及医生评估决定。

▶▶ 原发性骨髓纤维化如果行造血干细胞移植需要行脾切除术吗?

巨脾是肿瘤细胞的庇护所,可增加排斥反应的发生风险,也会在造血干细胞回输时"扣留"较多的造血细胞,增加干细胞耗损,影响植入。但是是否行脾切除术尚有争议,因为对于骨髓纤维化患者,脾切除术本身有较大风险,且手术愈合时间较长,会影响移植时机,而且脾切除术后如果不立即进行骨髓移植会发生代偿性肝大,且会加重贫血症状。再则,随着芦可替尼的广泛应用,在移植前缩小脾脏有了更为稳妥的办法,所以目前除巨脾有明显的压迫症状,以及芦可替尼干扰素治疗不能缩小脾脏至理想大小外,不常规进行移植前脾切除术。

▶▶ 沙利度胺治疗骨髓纤维化的作用机制和不良反应是什么?

沙利度胺由于具有抗血管新生、抑制炎症因子、免疫调节多种作用机制,在治疗原发性骨髓纤维化中具有一定的作用,其主要不良反应包括:①系统症状,如疲乏、厌食等;②胃肠道症状,如便秘、呕吐等;③神经系统症状,如镇静、嗜睡、周围神经疾病和意识障碍等;④皮肤症状,主要表现为皮疹;⑤心血管系统症状,如周围水肿、肺

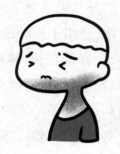

皮疹

水肿、肺栓塞、深静脉血栓等。

▶ 骨髓纤维化有何靶向治疗药物？

JAK2V617F 突变发生于约半数的原发性骨髓纤维化的患者，并参与疾病的发生。芦可替尼是 JAK2 抑制剂，虽然不能达到如同酪氨酸激酶抑制剂（如伊马替尼）对于慢性髓细胞性白血病的靶向治疗效果，但对于治疗骨髓纤维化的体质性症状，及缩小脾脏具有一定的作用，可以在一定程度上延缓疾病进展，延长总生存期。这种药物不论是否存在 JAK2 异常，治疗时都可获得一定效果。2011 年 11 月，美国食品和药品管理局批准该药用于治疗骨髓纤维化。目前，芦可替尼是治疗原发性骨髓纤维化的一线用药，特别对于纤维化早期的治疗可获得较理想效果，在我国部分地区已纳入医保。

▶ 芦可替尼适合哪些患者？哪些患者不能应用芦可替尼？

芦可替尼适合于所有伴有体质性症状和脾大的骨髓纤维化患者，也可以用于原发性血小板增多症继发的骨髓纤维化、真性红细胞增多症继发的骨髓纤维化及真性红细胞增多症的二线治疗。芦可替尼在 COMFORT Ⅰ 及 COMFORT Ⅱ 两项研究中证实，可以明显缩小患者脾脏，降低 30% 的死亡风险，使纤维化保持相对稳定，在一定程度上降低了伴有 JAK2 基因患者的基因负荷。但是，因为芦可替尼用药期间会引起贫血、白细胞及血小板减少，所以不适合用于血小板 $< 50 \times 10^9$/L 的患者；本药物不适用于妊娠期女性及哺乳期女性。本药物需要在医生指导下及严密检测下调整药物剂量。

▶ 芦可替尼能立即停药吗？如何调整剂量？

芦可替尼立即停药后，部分患者会迅速出现脾大，以及体质性症状加重，部分患者还会有病情进展的可能。所以，一般情况下，建议患者在医生指导下逐渐减少药物剂量,但如果血小板 < 50 × 10⁹/L,依据说明书应暂停药物使用,具体情况建议与医生沟通,防止突然停药后不良事件的发生。如果停药后血小板恢复应再次给药,并根据说明书降低一个剂量等级给药。目前研究表明,< 10mg,每天 2 次给药,疗效并不确定,所以患者应在血象允许条件下逐渐加量至理想剂量,具体剂量由血小板数目决定,给药开始 4 周不增加剂量,剂量增加频率不高于每 2 周 1 次。

▣▶ 芦可替尼常见的不良反应有哪些?

血液系统的不良反应包括贫血(82.4%)、血小板减少(69.8%)和中性粒细胞减少(16.6%)。贫血、血小板减少和中性粒细胞减少具有剂量相关性。三种最常见的非血液系统不良反应是挫伤(21.6%)、头晕(15.3%)和头痛(14.0%)。三种最常见的非血液学实验室检查异常是谷丙转氨酶升高(27.2%)、天门冬氨酸转氨酶升高(18.6%)和高胆固醇血症(16.9%)。在接受芦可替尼治疗的患者中,有 27.4%因不良事件而停药,如果出现上述问题应立即咨询医生,调整药物剂量。

防癌抗癌新媒体科普平台

一、网站

1.中国抗癌协会：

http://www.caca.org.cn/

2.中国抗癌协会肿瘤防治科普平台：

https://www.cacakp.com/

3.中国抗癌协会神经肿瘤专业委员会：

http://www.csno.cn/

4.甲状腺肿瘤网：

http://www.thyroidcancer.cn/

5.中国抗癌协会肿瘤标志专业委员会：

http://tbm.cacakp.com/

6.中国肿瘤营养网（中国抗癌协会肿瘤营养专业委员会）：

http://cancernutrition.cn/ainst-1.0/

7.中国抗癌协会肿瘤心理学专业委员会：

http://www.hnca.org.cn/cpos/

二、新媒体平台

1.中国抗癌协会官方 APP   2.中国抗癌协会科普平台（微信公众号）

3.中国抗癌协会科普平台（今日头条） 4.中国抗癌协会科普平台（微博）

5.中国抗癌协会科普平台（学习强国） 6.中国抗癌协会科普平台（人民日报）

7.中国抗癌协会科普平台（网易新闻） 8.中国抗癌协会科普平台（新华网客户端）

9.中国抗癌协会肿瘤防治科普平台 10.中国抗癌协会科普平台（人民日报健康客户端）

11.CACA 肿瘤用药科普平台 12.CACA 早筛科普平台

与医生一起

做家庭健康卫士

我们为阅读本书的你，提供以下专属服务

用药指南
随时查询药品说明书
及注意事项
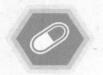

交流社群
寻找一起阅读的
朋友

读书笔记
边读边记，好记性
不如烂笔头

在线复诊
在家中与医生对话，
进行在线复诊

扫码获取健康宝典